3-FACHE EIWEISSPOWER

Mit allen wichtigen Eiweiß-Basics und insgesamt
über 120 gesunden und leckeren Rezepten für dein Ziel.

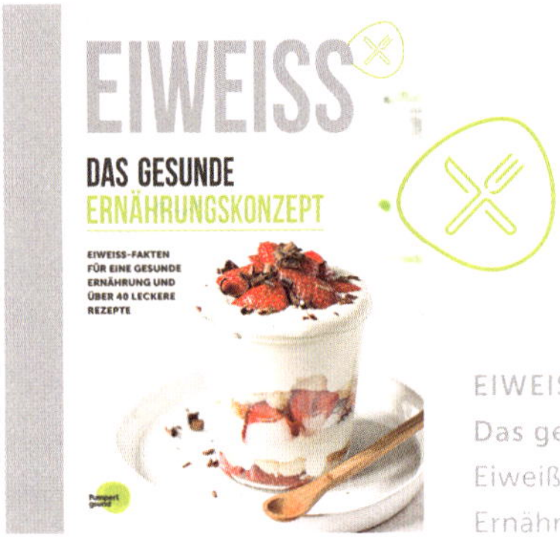

EIWEISS
Das gesunde Ernährungskonzept
Eiweiß-Fakten für eine gesunde
Ernährung und über 40 leckere Rezepte

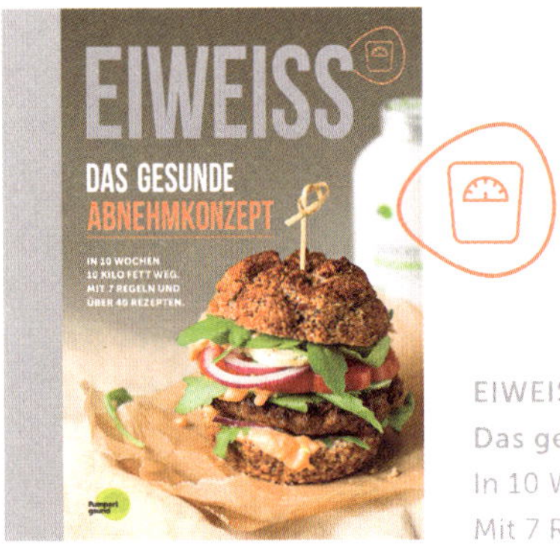

EIWEISS
Das gesunde Abnehmkonzept
In 10 Wochen 10 Kilo Fett weg.
Mit 7 Regeln und über 40 Rezepten

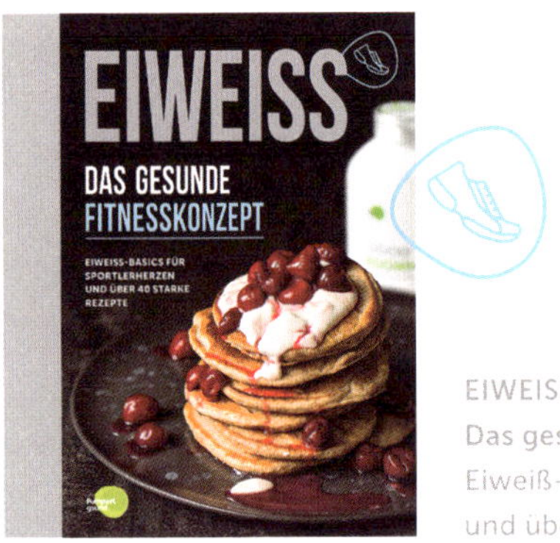

EIWEISS
Das gesunde Fitnesskonzept
Eiweiß-Basics für Sportlerherzen
und über 40 starke Rezepte

EIWEISS

DAS GESUNDE ERNÄHRUNGSKONZEPT

EIWEISS-FAKTEN FÜR EINE GESUNDE ERNÄHRUNG UND ÜBER 40 LECKERE REZEPTE

Heike Lemberger
Franca Mangiameli
Jan Göktekin

Pumperl gsund

EIWEISS – DAS GESUNDE ERNÄHRUNGSKONZEPT

VORWORT 4

DER GESUNDHEITSEXPERTE EMPFIEHLT 4
PUMPERLGSUND. OHNE „E“ 5

DAS KONZEPT 6

KAPITEL 1

DAS LEISTET EIWEISS FÜR DICH 8
1. Baut deinen Körper 8
2. Hält dich schlank 9
3. Stärkt dein Immunsystem 9
4. Entspannt deine Blutgefäße 10
5. Verbessert deine Blutfettwerte 10
6. Senkt dein Leberfett 10
7. Baut, stärkt und erhält deine Muskeln 11

KAPITEL 2

EIWEISSEMPFEHLUNG HEUTE: SCHULNOTE 4 12
Ausreichend ist nicht optimal 12
Folgen des Eiweißmangels 12
Dick durch Eiweißhunger 13

MEHR EIWEISS 15

KAPITEL 3

Für Gesundheitsliebende und Foodies 15
Für Abnehmwillige 16
Für Senioren 17
Für Sportler 18
Für Flexitarier, Vegetarier & Co. 19
Für erkrankte Menschen 21
Überblick: So viel Eiweiß sollte es sein 22

MYTHOS „ZU VIEL EIWEISS" 24

KAPITEL 4

Überdosierung? Kaum möglich 24
Weitere Mythen 24

WAS AUF DEINEN TELLER GEHÖRT 26

KAPITEL 5

Viel gutes Eiweiß 26
Ordentlich Gemüse, moderat Obst 30
Gutes und gesundes Fett 33
Good Carbs 36

REZEPTE 40

GESUNDE EIWEISSREZEPTE
Frühstück 42
Mittagessen 58
Snacks 80
Abendessen 96
Süßigkeiten 120

Register 140 | Autorenviten 143 | Impressum 144

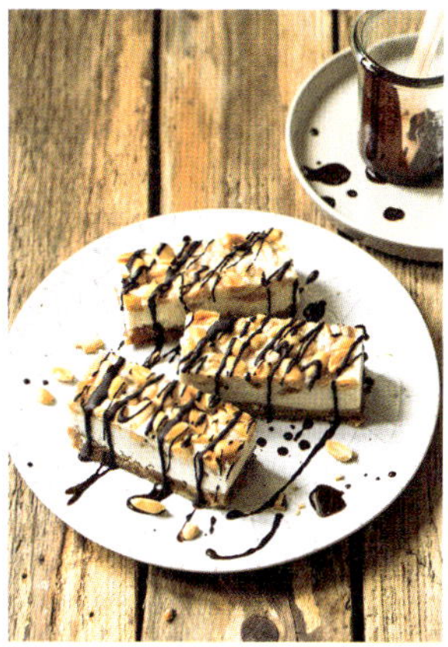

DER GESUNDHEITS-EXPERTE EMPFIEHLT

„JEDE MAHLZEIT SOLLTE EINE EIWEISS-MAHLZEIT SEIN“

„Da Proteine nicht umfassend im Körper gespeichert werden können, sollten sie bewusst mehrmals täglich auf dem Speiseplan stehen.“

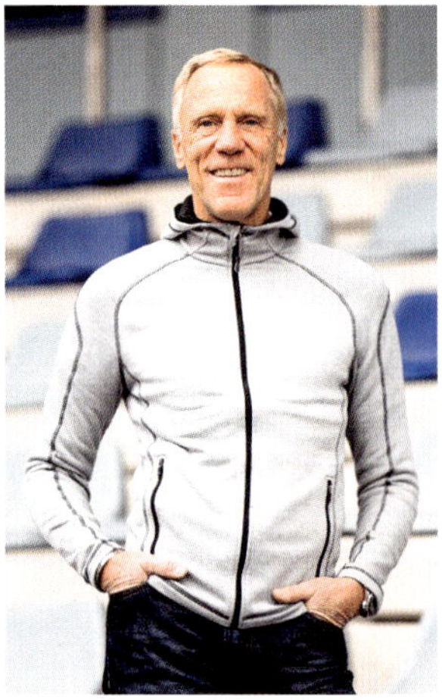

Univ.-Prof. Dr. Ingo Froböse
Geboren 1957 in Unna, Sportstudium (Diplom) an der Deutschen Sporthochschule Köln, Promotion 1986, Habilitation 1993, Hochschulprofessor seit 1995.

FORMEL PROF. DR. FROBÖSE
Empfehlenswert

PUMPERLGSUND.
OHNE „E“

„Pumperl was?“ So oder so ähnlich sind die Reaktionen, wenn Fabian und ich unser Start-up vorstellen. Besonders, wenn es nördlich des Weißwurst-Äquators ist. „Pumperlgsund. Ohne ‚e'. Nicht pumperlgEsund. Das sagt man in Süddeutschland, wenn jemand kerngesund und topfit ist. Pumperl steht für das pumpende Herz und gsund für gesund.“

Und deswegen heißt unsere junge Food-Marke Pumperlgsund. Unsere Mission: Wir machen eine gesunde und eiweißreiche Ernährung einfach und selbstverständlich. Und das ohne Pulver, nur mit natürlichen Zutaten. Dazu haben wir Good Eggwhites auf den Markt gebracht: Bio-Eiweiß vom Hühner-Ei aus der Flasche. Das aus unserer Sicht beste Eiweiß, weil es jede Mahlzeit zu einer gesunden Eiweißmahlzeit zaubern kann. Die nicht nur gesund ist, sondern auch richtig lecker schmeckt.

Wie das geht? Das zeigen wir dir hier in über 40 Rezepten. Warum Eiweiß so gesund ist? Das erklären dir Frau Heike Lemberger, Franca Mangiameli und ich im Konzeptteil. Vielen Dank an Heike und Franca für eure wissenschaftliche Beratung und die Ausarbeitung des Konzepts. Es macht uns Riesenspaß, unser Food-Start-up so nah an der Wissenschaft aufzubauen.

Jan Göktekin

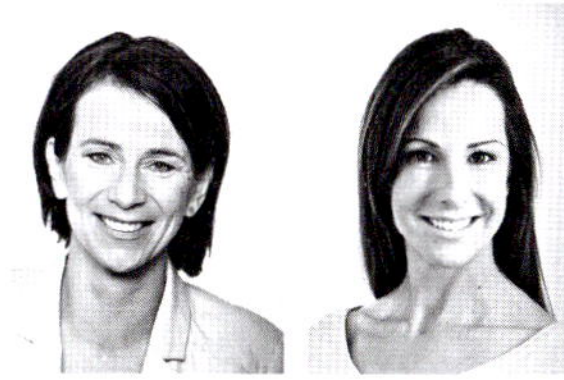

VON LINKS:

Heike Lemberger
Ökotrophologin, seit 20 Jahren an der Universität Hamburg, Fachbereich Bewegungswissenschaft

Franca Mangiameli
Diplom-Ökotrophologin, Buchautorin und seit 15 Jahren Ernährungs-Coach

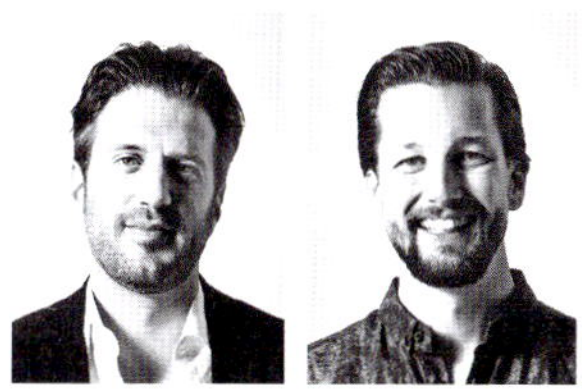

VON LINKS:

Jan Göktekin
Gründer und Geschäftsführer der Pumperlgsund GmbH

Fabian König
Gründer und Geschäftsführer der Pumperlgsund GmbH

DAS KONZEPT

GESUND ERNÄHREN MIT EIWEISS

DAS LEISTET EIWEISS FÜR DICH

KAPITEL 1

1. BAUT DEINEN KÖRPER

Eiweiß ist in jeder Zelle unseres Körpers, pausenlos im Einsatz und unentbehrlich für unsere Gesundheit und Fitness. Es steckt in Haut, Haaren, Nägeln, Knochen und allen Zellen des menschlichen Organismus. Und Eiweiß ist nicht nur in allen Körpergeweben als Baumaterial zu finden, sondern auch in Hormonen und Enzymen und fungiert dort als Informationsvermittler.

Unser Körper besteht zu 15 % aus Eiweiß. Bei einer 70 kg schweren Person sind das 10–11 kg Proteinmasse (meist Muskelmasse).

Keiner kann Eiweiß!

Dein Körper kann Nährstoffe umwandeln. So kann er bei Bedarf:

- Kohlenhydrate (Glukose) in Fett umwandeln
- aus Eiweiß den Treibstoff Glukose bilden
- doch Eiweiß kann er nicht. Es lässt sich weder aus Fetten noch aus Kohlenhydraten herstellen.

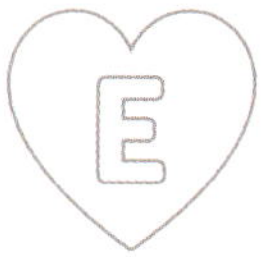

Eiweiß ist einzigartig und unentbehrlich, ohne regelmäßige Zufuhr können wir nicht überleben!

2. HÄLT DICH SCHLANK

Du hast richtig gelesen. Eiweiß hält schlank, und die Gründe sind leicht nachzuvollziehen:

- Eiweiß sättigt besser und sorgt für eine geringere Kalorienaufnahme.
- Eiweiß verhindert Heißhungerattacken, indem es für stabilere Blutzuckerwerte sorgt (geringere Insulinausschüttung).
- Eiweiß erhält und baut Muskelmasse, die für einen höheren Kalorienverbrauch sorgt.
- Und die aufwendigen Auf- und Umbauprozesse der Eiweiße erhöhen den Kalorienverbrauch. Unser Körper braucht relativ lange und viel Energie – also Kalorien – um die komplexen Eiweißstrukturen in ihre Einzelbestandteile (Aminosäuren) aufzulösen.

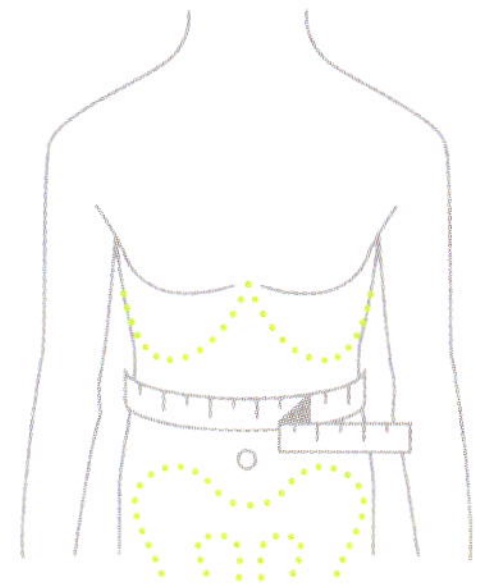

Als gesundheitlich unbedenklich gilt ein Taillenumfang < 94 cm bei Männern und < 80 cm bei Frauen.

3. STÄRKT DEIN IMMUNSYSTEM

Eine gute Eiweißversorgung stärkt deine körpereigene Abwehr. So schützt du deine Zellen vor Angriffen durch Erreger und schädliche Substanzen.

Beispielsweise ist die im Eiweiß vorhandene Aminosäure Glutamin die Hauptenergiequelle für eine bestimmte Art von weißen Blutkörperchen. Und diese müssen sich ständig erneuern und im Krankheitsfall stark vermehren. Ist Glutamin ausreichend vorhanden, wirkt sich das positiv auf deine Genesung aus.

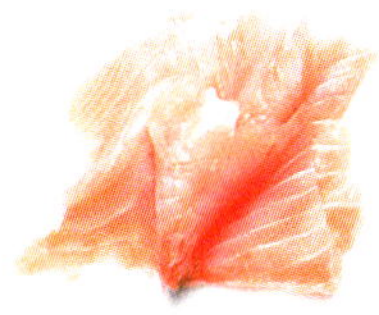

Gute Eiweißquelle:
Geräucherter Lachs mit 21 g Eiweiß pro 100 g.

4. ENTSPANNT DEINE BLUTGEFÄSSE

Zusätzliches Eiweiß senkt, wenn du es gegen Kohlenhydrate austauscht, den Druck in deinen Blutgefäßen. Sinkt der Blutdruck, dann werden deine Arterien und Venen weniger belastet. Es kommt zu geringeren Ablagerungen in deinen Gefäßwänden, und das Risiko für Herzinfarkt, Schlaganfall & Co. sinkt. Sehr gut!

5. VERBESSERT DEINE BLUTFETTWERTE

Eiweiß verbessert deine Blutfette, insbesondere wenn du sie anstelle von Kohlenhydraten isst. Das senkt das Risiko für Herz-Kreislauf-Krankheiten. Das ist im Übrigen die Top-1-Krankheit in Deutschland, unter der die meisten Deutschen leiden. Und Eiweiß wirkt dagegen.

6. SENKT DEIN LEBERFETT

Überschüssige Energie aus Kohlenhydraten, die nicht durch Bewegung in den Muskeln verbrannt wird, sammelt sich früher oder später als Fett in deiner Leber an. Fazit: Du bekommst eine Fettleber, genauer gesagt eine nichtalkoholische Fettleber, die in Deutschland schätzungsweise 40% der Menschen betrifft. Erste Alarmsignale sind ein dicker Bauch sowie erhöhte Blutfette. Das Risiko für Diabetes und Herzinfarkt steigt stark an. Mit Eiweiß kannst du deine Lebergesundheit fördern. Das Gute dabei: Es mobilisiert dein Fett in der Leber auch ohne eine kalorienreduzierte Diät.

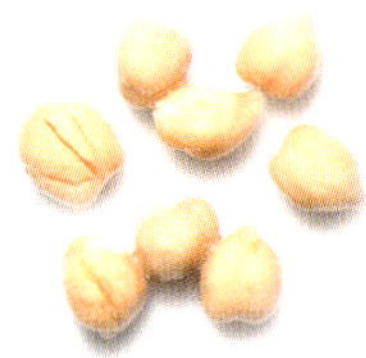

Kichererbsen (gekocht) sind eine gute pflanzliche Eiweißquelle mit 7,5 g Eiweiß pro 100 g.

7. BAUT, STÄRKT UND ERHÄLT DEINE MUSKELN

Hungern, um schlank zu sein, ist total out. Und strong is the new skinny! Das ist mal ein guter Trend, finden wir.

Die wichtigsten Baustoffe für Muskeln sind Wasser und Eiweiß! Wer seine Muskeln definieren, straffen oder kräftigen möchte, braucht jetzt nur noch eines: einen ausreichend intensiven Muskelreiz durch Sport.

Für einen maximalen Erfolg muss das Eiweiß dem Muskel in der optimalen Dosierung und zum richtigen Zeitpunkt zur Verfügung stehen. Das beste Timing für Eiweiß ist direkt nach dem Training. Studien zeigen, dass das Reparieren und Aufbauen des Muskelgewebes direkt nach dem Krafttraining etwa zwei Stunden lang am intensivsten läuft. Wer jetzt den geforderten Muskeln 20–30 g Eiweiß zur Verfügung stellt, kann daraus besonders effektiv Muskeleiweiß bilden.

Eine kleine Eiweißportion vor dem Training stimuliert die Muskelproteinbildung zusätzlich. Ein Tipp, damit du bis zu 48 Stunden nach dem letzten Muskelreiz Muskelmasse aufbaust: Versorge deinen Körper über den ganzen Tag verteilt mit Eiweiß.

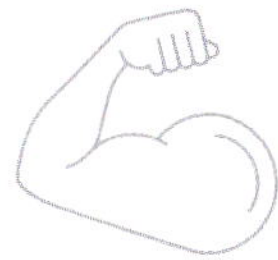

Wie viel Eiweiß deine Muskeln benötigen, erfährst du auf Seite 22–23.

48 STD.

GOOD-TO-KNOW Damit die trainierten Muskeln wachsen können, benötigen sie nach der Sporteinheit bis zu 48 Stunden Ruhe.

EIWEISSEMPFEHLUNG HEUTE: SCHULNOTE 4

KAPITEL 2

AUSREICHEND IST NICHT OPTIMAL

Die aktuelle Empfehlung deutscher Ernährungsgesellschaften zur täglichen Eiweißmenge liegt bei 0,8 g Eiweiß pro kg Körpergewicht. Das benötigen wir, um alle wichtigen Körperfunktionen am Laufen zu halten. Diese Menge wird als ausreichend angesehen und entspricht der Schulnote 4. Hand aufs Herz: Willst du dich mit der Schulnote 4 zufriedengeben, wenn es um deine Gesundheit geht? So gerade eben ins nächste Lebensjahr versetzt werden? Zu Schulzeiten mag das durchaus okay gewesen sein. Aber wenn es um die Gesundheit geht, reicht uns das nicht. Basta. Daher empfehlen wir: mehr Eiweiß!

0,8 G

Eiweiß pro kg Körpergewicht = Schulnote 4!

Die Ergebnisse aktueller Studien geben uns recht und belegen, dass wir von einem Eiweiß-Plus auf dem Teller profitieren. Im ersten Kapitel haben wir dir von den allgemeinen Vorteilen berichtet, die uns helfen, gesünder zu leben. Im nächsten Kapitel zeigen wir dir genauer, wer wie vom Eiweiß-Plus profitiert.

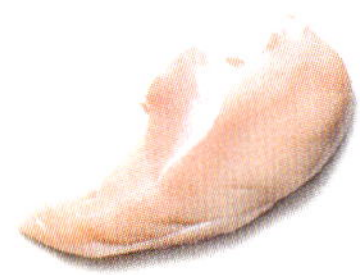

Eine tierisch gute Eiweißquelle:
Hähnchenbrustfilet mit 25 g Eiweiß pro 100 g.

FOLGEN DES EIWEISSMANGELS

Im Extremfall ist Eiweißmangel tödlich oder kann zu schweren gesundheitlichen Problemen führen. In Entwicklungsländern sieht man das häufiger in Form des „Wasserbauchs", der durch eine eiweißmangelbedingte Ödembildung entsteht.

Liegt eine Eiweißaufnahme unter der empfohlenen Bedarfsmenge, kann sich Eiweißmangel wie folgt bemerkbar machen:

- Haarausfall
- Muskelabbau
- Depressionen
- eingerissene Fingernägel oder
- eine Immunschwäche/häufiges Kranksein.

DICK DURCH EIWEISSHUNGER

Ist der sogenannte „Eiweißhunger" die Ursache für das wachsende Übergewichtsproblem? Und was ist das überhaupt?
Studien zeigen: Gibt man Tieren eiweißarmes Futter, dann fressen sie so viel davon, bis ihr Proteinbedarf gedeckt und ihr Eiweißhunger gestillt ist. Unter dem Strich nehmen sie dadurch mehr Kalorien auf, als durch die Gabe eines eiweißreichen Futters.

Das Phänomen lässt sich auf Menschen übertragen: Unser Organismus scheint die Versorgung mit Eiweiß abzusichern, indem er uns so viel Nahrung essen lässt, bis wir damit ausreichend (nicht optimal!) Eiweiß aufgenommen haben.

Nun ist unser Industriefood meist eiweißarm – dafür energiereich mit viel Fett und Kohlenhydraten. Folglich nehmen wir viele Kalorien auf, wenn wir uns mit Industriefutter vollstopfen. Da dauert es, bis dein Eiweißhunger gestillt ist. Und folglich nimmst du viele Kalorien auf. Na toll!

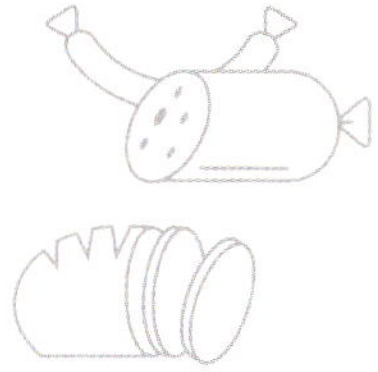

Fett zusammen mit Kohlenhydraten: Ein Traum-Duo für die Bildung von neuem Hüftspeck! Mehr dazu auf Seite 35.

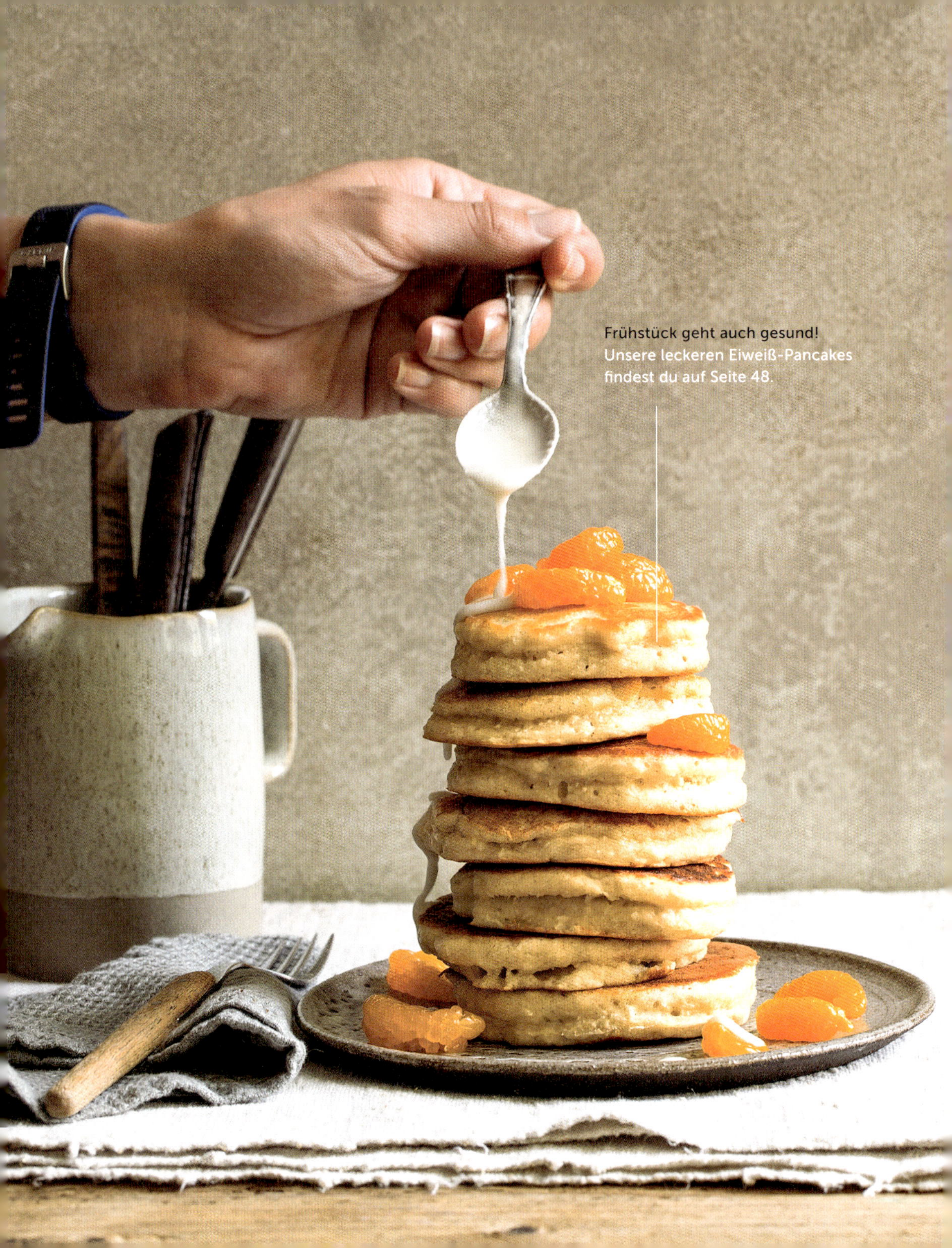

Frühstück geht auch gesund!
Unsere leckeren Eiweiß-Pancakes findest du auf Seite 48.

MEHR EIWEISS*

KAPITEL 3

FÜR GESUNDHEITSLIEBENDE UND FOODIES

Wir empfehlen dir eine tägliche Eiweißaufnahme zwischen 1,0–2,0 g pro kg Körpergewicht. Dann ist dein Körper gut gesättigt und du kommst in den Genuss der genannten Vorteile aus Kapitel 1. Ihm steht so genügend Baumaterial für Zellen, Enzyme, Hormone, Muskeln & Co. zur Verfügung. So weit, so gut.

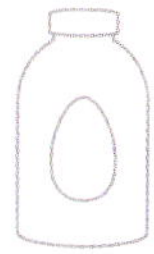

1,0–2,0 G

Eiweiß pro kg Körpergewicht für gesunde Erwachsene.

Wenn dein Körper nach seinen Aufbau- und Reparaturarbeiten noch Baumaterial in Form von überschüssigem Eiweiß übrig hat, wird daraus Glukose gebildet, die er zur Energiegewinnung nutzen kann. Das ist in jedem Fall besser, als zu wenig Eiweiß-Baumaterial zur Verfügung zu haben.
Denn das kann sich negativ auf deine Gesundheit auswirken, vor allem dann, wenn ein benötigtes Enzym für deine Abwehrkräfte nicht gebaut werden kann.

MENSCHEN MIT KRANKER NIERE

Menschen mit einer kranken Niere sollten ihre Eiweißaufnahme quantitativ nicht erhöhen! Für sie ist wichtig, qualitativ hochwertiges Eiweiß aufzunehmen, damit ihnen alle benötigten Aminosäuren auch bei einer geringeren Eiweißzufuhr zur Verfügung stehen. Hier sind tierische Eiweiße (z. B. aus dem Hühnerei) überlegen, da ihr Organismus effektiver Körpereiweiß aufbauen kann als aus dem Korn.

*Alle Empfehlungen in diesem Kapitel richten sich an gesunde Menschen. Solltest du an einer chronischen Krankheit leiden, wende dich bzgl. deiner empfohlenen Eiweißzufuhr bitte an deinen Hausarzt.

FÜR ABNEHMWILLIGE

Tschüss Fett, hallo Muskeln! Wenn du ein paar Kilo Körperfett gesund und effektiv abspecken möchtest, dann setze auf gesundes Eiweiß.

Studie für Studie zeigt, dass mit mehr Eiweiß und Fett bei gleichzeitiger Reduktion der Kohlenhydrate (Low Carb), die größten Abnehmerfolge erzielt werden. In puncto Fettverlust übertrifft der Mix aus viel Eiweiß und Low Carb auch die Low-Fat-Konzepte mit reichlich Kohlenhydraten, die uns über Jahrzehnte als Zauberformel eingetrichtert wurden.

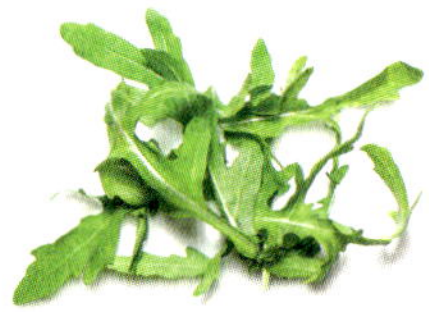

Das perfekte Low-Carb-Duo:
Salat oder Gemüse mit Eiweiß.

Für Abnehmwillige empfehlen wir deshalb: täglich mindestens 1,2 g Eiweiß pro kg Körpergewicht. Es kann aber auch gern ein wenig mehr sein.

> **UNSER TIPP** Wenn dich das Thema „Gesund abnehmen" interessiert, dann empfehlen wir das neue Buch **EIWEISS – Das gesunde Abnehmkonzept**. Darin zeigen dir 10 Münchner, wie sie mit einer eiweißreichen Kost, 7 einfachen Regeln und leckeren Rezepten bis zu 10 kg Körperfett in 10 Wochen reduziert haben. Und das gesund.

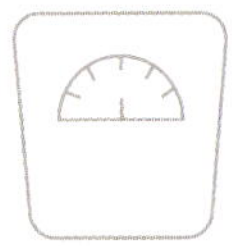

Tschüss Fett,
hallo Muskeln!

FÜR SENIOREN

Je älter wir werden, desto höher wird der Eiweißbedarf. Wer im gehobenen Alter auf Eiweiß setzt, kann länger jung bleiben und hat mehr vom Leben.

Gesunde Senioren sollten pro Tag mindestens 1,0–1,2 g Eiweiß pro kg Körpergewicht aufnehmen. Senioren mit einer akuten oder chronischen Erkrankung brauchen tendenziell mehr Eiweiß, bis zu 1,2–1,5 g Eiweiß pro kg Körpergewicht. Wichtig für chronisch Erkrankte: Sprich mit deinem Hausarzt, bevor du deinen Eiweißkonsum erhöhst.

1,0 – 1,2 G

Eiweiß pro kg Körpergewicht für gesunde Senioren.

Aber warum brauchen Senioren mehr? Naturgemäß verlangsamt sich der Stoffwechsel, sodass wir ab unserem 50. Lebensjahr jährlich (!) etwa 1–2% unserer Muskelkraft und -masse verlieren. Dieser Prozess ist grundsätzlich normal, doch wie stark er ausfällt, liegt auch ein Stück weit in unserer Hand. Denn wer im Alter viel Eiweiß in seine Ernährung einbaut, kann gegensteuern.

EIN BEISPIEL Ein 50-Jähriger hat 25 kg Muskelmasse. Die 1–2% Verlust an Muskelmasse entsprechen 250–500 g. Dann doch lieber ein wenig mehr Eiweiß. Erst recht im Alter!

Eine Studie nahm das Thema Eiweißaufnahme bei Senioren genauer unter die Lupe: Diejenigen Damen und Herren mit der größten Eiweißaufnahme verloren stolze 40% weniger Muskulatur als die mit der geringsten Zufuhr. Und je weniger Muskelmasse, desto höher das Sturzrisiko und damit die Gefahr von Knochenbrüchen.

FÜR SPORTLER

Je intensiver wir Sport treiben, umso wichtiger wird eine gute Eiweißversorgung.

Das heißt: Für Ausdauersportler empfehlen wir täglich 1,2–1,6 g Eiweiß pro kg Körpergewicht und für Kraftsportler täglich 1,6–2,0 g Eiweiß pro kg Körpergewicht. Beide Angaben hängen vom Trainingsumfang und der -intensität ab.

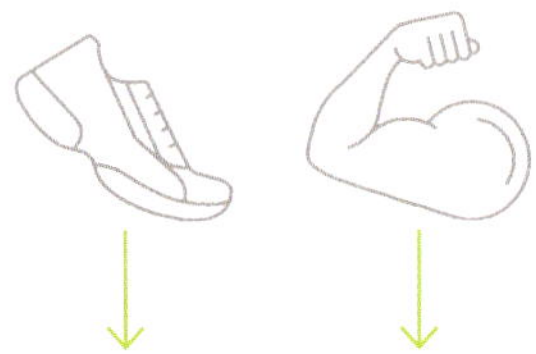

Ausdauersport 1,2–1,6 g

Kraftsport 1,6–2,0 g

Täglicher Eiweißbedarf pro Kilogramm Körpergewicht.

Zur Begründung: Bei allen sportlichen Aktivitäten wird (Muskel-)Gewebe auf- und umgebaut, anschließend muss regeneriert und kleine Verletzungen müssen repariert werden. Ist nicht genug Eiweiß vorhanden, geht sich der Körper selbst an die „Substanz". Das heißt, er baut seine eigenen Muskeln ab, um sich die Proteine zu holen, die er braucht. Auch häufige Infekte und unbefriedigende Trainingserfolge können durch eine unzureichende Proteinzufuhr ausgelöst werden.

Im praktischen Teil des Buches findest du leckere Rezepte, die tierische und pflanzliche Eiweiße kombinieren.

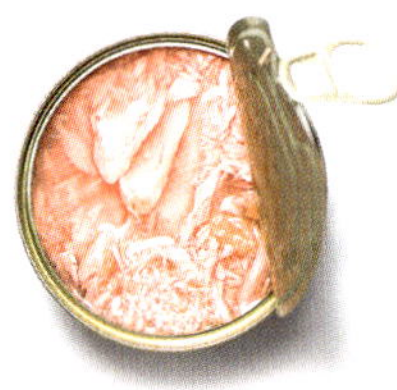

Gute Eiweißquelle: Thunfisch aus der Dose mit 23 g Eiweiß pro 100 g.

UNSER TIPP Wenn dich das Thema Eiweiß für Sportler interessiert, dann empfehlen wir das Buch **EIWEISS – Das gesunde Fitnesskonzept**, das die Basics für Sportlerherzen aufgreift und über 40 starke Eiweiß-Rezepte mitbringt. Wichtig zu wissen: Die Sport-Rezepte basieren auf High Protein und High Carb. Nur wer fleißig Sport treibt, benötigt die zusätzlichen Kohlenhydrate.

FÜR FLEXITARIER, VEGETARIER & CO.

Bisher haben wir dir den Zusammenhang zwischen Eiweißmenge und ihren positiven und negativen Wirkungen gezeigt. In diesem Kapitel sprechen wir nun das erste Mal die Eiweißqualität an. Denn die unterscheidet sich, wenn man tierische und pflanzliche Eiweiße betrachtet.

Tierisches Eiweiß ist qualitativ hochwertiger als pflanzliches Eiweiß, da es effektiver von deinem Körper verwertet werden kann. Der Grund dafür liegt auf der Hand: Tierische Eiweiße ähneln dem menschlichen Körpereiweiß stärker als pflanzliche Eiweiße. Man könnte auch sagen: Das Hühnerei steht uns einfach verwandtschaftlich näher als das Haferkorn.

Bei pflanzlichen Eiweißen ist häufig eine der für uns wichtigen Aminosäuren in nicht ausreichender Menge vorhanden. Sobald diese dann verbraucht ist, kann kein weiteres Körperprotein mehr aufgebaut werden. Sie heißt limitierende Aminosäure, da sie den gesamten Aufbauprozess stoppt, obwohl von allen anderen Aminosäuren noch genug da sind. Man kann sich das wie beim Aufbau eines Schranks vorstellen: Du wirst diesen verflixten Schrank nicht zu Ende aufbauen können, wenn dir ein Seitenteil fehlt. Ein zusätzlicher Boden wird dir da auch nichts bringen.

In Sachen Eiweißqualität sind Milch- und Ei-Produkte die Spitzenreiter. Das besagt der neueste Qualitätsmaßstab DIAAS. Mit beträchtlichem Abstand folgen pflanzliche Eiweißlieferanten wie Erbsen, Reis und Bohnen.

GOOD-TO-KNOW
DIAAS steht für Digestible Indispensable Amino Acid Score und wurde von den Experten der UN (United Nations) entwickelt.

Von den Vorteilen des Eiweiß-Plus profitierst du also insbesondere, wenn du täglich genug Milch- und Eiprodukte isst.

Voraussetzung für die Sicherstellung einer hohen Eiweißqualität ist, dass du täglich neben pflanzlichem auch tierisches Eiweiß isst. Verzichtest du hingegen auf Milch- und/oder Eiprodukte, dann musst du schon genauer hinschauen, um optimal versorgt zu sein und die positiven Wirkeffekte des Mehr-Eiweißes zu nutzen.

GOOD-TO-KNOW
Alle Rezepte in diesem Buch werden mit Eiklar gekocht. So wird jede Mahlzeit zur idealen Eiweiß-Mahlzeit.

FÜR VEGANER

Für Veganer ist es besonders wichtig, auf eine ausreichende Eiweißzufuhr zu achten. Denn Veganer nehmen häufig weniger Eiweiß auf als Ovo-Lakto-Vegetarier oder Mischköstler.

Wenn du Veganer bist, empfehlen wir dir täglich viele der folgenden Lebensmittel im bunten Mix zu essen:

- Nüsse (z. B. Mandeln, Cashews, Walnüsse) & Nussmus
- Samen (Leinsamen, Chia, Sesam)
- Kerne (Sonnenblumen- und Kürbiskerne)
- Hülsenfrüchte (Linsen, Bohnen, Kichererbsen, Erdnüsse, Soja), verarbeitetes Soja (z. B. Tofu, Tempeh)
- Getreide (Hafer, Buchweizen, Wildreis, Hirse, Quinoa, Amaranth), Getreideprodukte (Seitan)
- Gemüse wie Spinat, Brokkoli, Rosenkohl, Blumenkohl, Grünkohl sowie Pilze und Algen.

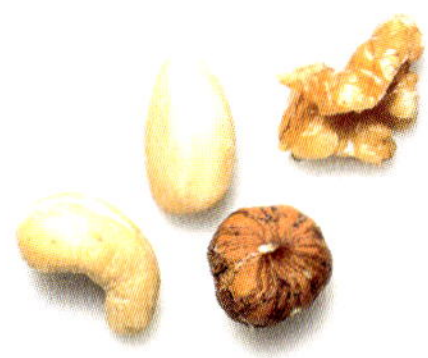

Gute Eiweißquelle:
Nüsse punkten mit bis zu 24 g Eiweiß pro 100 g.

FÜR ERKRANKTE MENSCHEN

Du hast dich verletzt oder bist erkältet? Eiweiß bringt dich schneller wieder auf die Beine! Je nach Art und Schwere der Erkrankung kann die Empfehlung auf bis zu 2,5 g Eiweiß pro kg Körpergewicht steigen.

Bei Krankheit wehrt sich dein Körper gegen Bakterien und Viren oder er muss nach Verletzungen ebenso wie nach einer Operation Gewebe heilen. Die Immunabwehr ist jetzt extrem gefordert. Da sie für ein effektives Arbeiten auf Eiweiß angewiesen ist, schwächen wir sie, wenn wir zu wenig Eiweiß aufnehmen.

Bei einer Grippe zum Beispiel vermehren sich wie bei jeder Entzündung die weißen Blutzellen. Salopp ausgedrückt sind das unsere Abwehrpolizisten, die ihre Truppe vergrößern, um die eindringenden Erreger erfolgreich zu bekämpfen. Genügend Eiweiß ist eine Voraussetzung dafür, dass sich unsere Abwehrzellen im Bedarfsfall gut vermehren können.

WICHTIG Die Empfehlungen in diesem Abschnitt richten sich nicht an chronisch Kranke. In diesem Fall wende dich bitte an deinen Hausarzt.

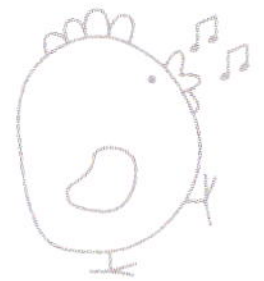

Eiweiß bringt dich schnell wieder auf die Beine!

ÜBERBLICK: SO VIEL EIWEISS SOLLTE ES SEIN

Jeder Körper ist anders. Und deswegen ist eine Standardempfehlung sinnlos. Je nach Lebensstil und Körpergewicht empfehlen wir dir unterschiedlich viel Eiweiß. Aus den folgenden **2 Tabellen** kannst du deinen persönlichen Eiweißbedarf ablesen:

- Wie viel Eiweiß du insgesamt **pro Tag** zu dir nehmen solltest (TABELLE 1).
- Wie viel Eiweiß du **pro Portion** bei **3 Mahlzeiten** essen solltest (TABELLE 2).

UNTERGRENZE Auch sehr leichte Menschen sollten mindestens 50 g Eiweiß pro Tag aufnehmen. Das entspricht mindestens 17 g pro Mahlzeit, wenn man 3 Mahlzeiten am Tag zu sich nimmt.

DEIN EIWEISS-BEDARF PRO KG KÖRPER-GEWICHT

Siehe Tabelle rechts.

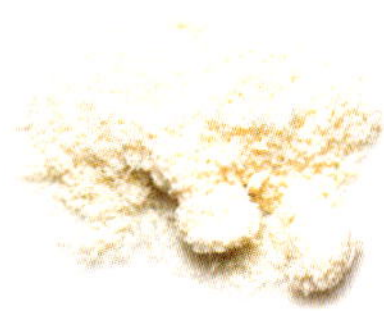

Gute Eiweißquelle:
Parmesankäse mit 30 g Eiweiß pro 100 g.

Eiweißbedarf pro Tag

SENIOREN

SPORTTREIBENDE

ABNEHMWILLIGE

GESUNDHEITSLIEBENDE & FOODIES

ERKRANKTE

Körper-gewicht	0,8 g pro kg*	1,0 g pro kg	1,2 g pro kg	1,5 g pro kg	1,6 g pro kg	1,8 g pro kg	2,0 g pro kg	2,5 g pro kg
45 kg	50 g	50 g	54 g	68 g	72 g	81 g	90 g	113 g
50 kg	50 g	50 g	60 g	75 g	80 g	90 g	100 g	125 g
55 kg	50 g	55 g	66 g	83 g	88 g	99 g	110 g	138 g
60 kg	50 g	60 g	72 g	90 g	96 g	108 g	120 g	150 g
65 kg	52 g	65 g	78 g	98 g	104 g	117 g	130 g	163 g
70 kg	56 g	70 g	84 g	105 g	112 g	126 g	140 g	175 g
75 kg	60 g	75 g	90 g	113 g	120 g	135 g	150 g	188 g
80 kg	64 g	80 g	96 g	120 g	128 g	144 g	160 g	200 g
85 kg	68 g	85 g	102 g	128 g	136 g	153 g	170 g	213 g
90 kg	72 g	90 g	108 g	135 g	144 g	162 g	180 g	225 g
95 kg	76 g	95 g	114 g	143 g	152 g	171 g	190 g	238 g

* „ausreichend" Schulnote 4

Eiweißbedarf pro Mahlzeit bei 3 Mahlzeiten am Tag

SENIOREN

SPORTTREIBENDE

ABNEHMWILLIGE

GESUNDHEITSLIEBENDE & FOODIES

ERKRANKTE

Körper-gewicht	0,8 g pro kg*	1,0 g pro kg	1,2 g pro kg	1,5 g pro kg	1,6 g pro kg	1,8 g pro kg	2,0 g pro kg	2,5 g pro kg
45 kg	17 g	17 g	18 g	23 g	24 g	27 g	30 g	38 g
50 kg	17 g	17 g	20 g	25 g	27 g	30 g	33 g	42 g
55 kg	17 g	18 g	22 g	28 g	29 g	33 g	37 g	46 g
60 kg	17 g	20 g	24 g	30 g	32 g	36 g	40 g	50 g
65 kg	17 g	22 g	26 g	33 g	35 g	39 g	43 g	54 g
70 kg	19 g	23 g	28 g	35 g	37 g	42 g	47 g	58 g
75 kg	20 g	25 g	30 g	38 g	40 g	45 g	50 g	63 g
80 kg	21 g	27 g	32 g	40 g	43 g	48 g	53 g	67 g
85 kg	23 g	28 g	34 g	43 g	45 g	51 g	57 g	71 g
90 kg	24 g	30 g	36 g	45 g	48 g	54 g	60 g	75 g
95 kg	25 g	32 g	38 g	48 g	51 g	57 g	63 g	79 g

* „ausreichend" Schulnote 4

MYTHOS „ZU VIEL EIWEISS“

KAPITEL 4

ÜBERDOSIERUNG? KAUM MÖGLICH

Ein normalgewichtiger Mann kann bis zu 250 g pures Eiweiß oder bis zu 40 % seines Gesamtkalorienbedarfs aus Eiweiß am Tag ohne Nebenwirkungen verstoffwechseln. Das ist allerdings graue Theorie und keineswegs eine Empfehlung, denn in Lebensmitteln ausgedrückt hieße das täglich 35 Eier oder 1,2 kg Fleisch zu essen! Das sind natürlich völlig unrealistische Mengen. Als weitere Absicherung würde sich der Körper sogar wehren, wenn man wirklich versuchen sollte, so viel Eiweiß zu verschlingen, dass es nicht mehr verarbeitet werden kann. In solchen Extremfällen würde der Appetit auf Eiweiß durch Symptome wie Durchfall, Übelkeit oder Schwindel automatisch gestoppt werden. Das heißt: Du läufst keine Gefahr, zu viel Eiweiß aufzunehmen.

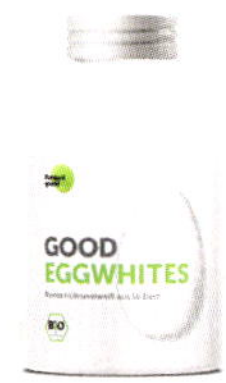

Gute Eiweißquelle: Bio-Eiklar mit 11 g Eiweiß pro 100 g. All inclusive: High Protein, Low Carb und No Fat.

WEITERE MYTHEN

MEHR EIWEISS BELASTET DIE NIEREN

Dieses Gerücht möchten wir als Erstes auflösen: Für Menschen mit gesunden Nieren ist das Entsorgen der Endprodukte aus dem Eiweißstoffwechsel kein Problem. Für diese Aufgabe sind deine Nieren bestens ausgestattet.

ZUR ERKLÄRUNG In deinem Körper entsteht beim Abbau von Eiweiß Harnstoff. Dieser muss über die Niere ausgeschieden werden. Je mehr Harnstoff anfällt, desto mehr

VORSICHT Menschen mit erkrankten Nieren sollten ihre Eiweißaufnahme nicht erhöhen. Für sie ist es umso wichtiger, qualitativ hochwertiges Eiweiß zu essen, um ausreichend (!) Eiweiß aufzunehmen. Frage dazu deinen Arzt.

arbeiten deine Nieren. Daher kannst du als gesunder Mensch weiterhin eiweißreich essen, ohne dass du dich um deine Nieren sorgen musst.

TIPP Wenn du sehr viel Eiweiß isst, empfehlen wir dir, ausreichend viel zu trinken! So kann der Harnstoff besser ausgeschieden werden.

EIWEISS ÜBERSÄUERT DEN STOFFWECHSEL

Das stimmt. Sofern einseitig gegessen wird. Lebensmittel wie Gemüse, Salate und Obst wirken hingegen basenbildend, puffern so das saure Milieu in deinem Körper und neutralisieren es.

Daher empfehlen wir dir täglich mindestens (!) 3–5 Handvoll Gemüse und Salat zu essen. Wie das genau aussieht, zeigen wir dir im nächsten Kapitel.

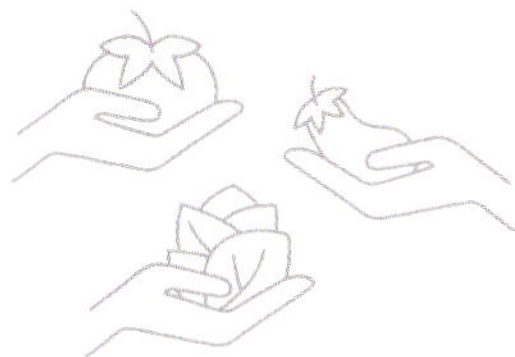

Ab Seite 30 zeigen wir dir, wie viel Platz Gemüse, Obst & Co. auf deinem Teller einnehmen sollten.

EIWEISSREICHE ERNÄHRUNG SCHADET DEN KNOCHEN (OSTEOPOROSE)

Von Osteoporose spricht man, wenn zu viel Knochengewebe abgebaut wird. Kalziummangel senkt die Knochendichte und verstärkt die Gefahr, an Osteoporose zu erkranken.

Der Mythos, dass eiweißreiche Kost den Knochen schadet, entstand durch Studien, die zeigten, dass bei mehr Eiweiß in der Kost auch mehr Kalzium über den Urin ausgeschieden wird. Die Wissenschaftler folgerten fälschlicherweise daraus, dass eiweißreiches Essen einen Kalziummangel fördert, so die Knochendichte senkt und zu Osteoporose führt.

Heute wissen wir allerdings, dass die zusätzlichen Proteine auf dem Teller gleichzeitig die Kalziumaufnahme im Darm erhöhen und der Körper so ganz natürlich gegensteuert. Also kein Grund zur Angst vor Kalziumverlusten und Knochenabbau!

WAS AUF DEINEN TELLER GEHÖRT

KAPITEL 5

VIEL GUTES EIWEISS

Wenn du dich gesund ernähren möchtest, musst du auf deinem Teller Platz für Eiweiß schaffen. Die für dich geeignete Eiweißmenge pro Portion kannst du aus den Tabellen auf Seite 23 ablesen.

Ein guter Mittelwert ist 20–30 g Eiweiß pro Hauptmahlzeit. Diese Eiweißmenge steckt in den meisten Rezepten im praktischen Teil des Buches. Wenn die Eiweißmenge darunter liegt, handelt es sich um kleine Portionen (z.B. Snacks). Davon musst du dann entweder ein wenig mehr essen oder es entsprechend mit anderen eiweißhaltigen Lebensmitteln ergänzen.

Ansonsten findest du diese 20–30 g Eiweiß, die auf deinen Teller gehören, beispielsweise in 100–150 g Fleisch bzw. Fisch, 5–8 Eiklar, 3–4 ganzen Eiern, 200 g Quark oder 100 g Käse.

TIPP Proteinquellen ohne große Hitze, wie beim Braten oder Frittieren, sondern mit möglichst niedrigen Temperaturen zubereiten. So kommt wesentlich mehr vom wertvollen Nahrungseiweiß unbeschadet im Körper an.

SCHRITT

1 25 % DES TELLERS FÜR GESUNDES EIWEISS

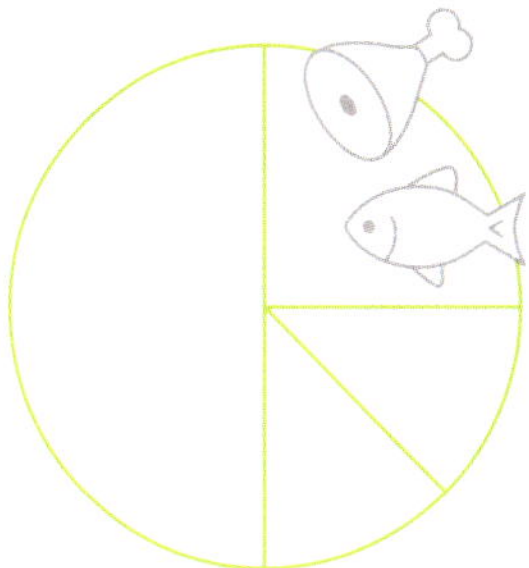

Wichtig ist, dass du dir dein Eiweiß über den Tag verteilt zuführst, da der Organismus nicht beliebig viel auf einmal verwerten kann. So erleichterst du nebenbei noch deinem Verdauungssystem die Arbeit und führst deinem Körper kontinuierlich Baustoff zu.

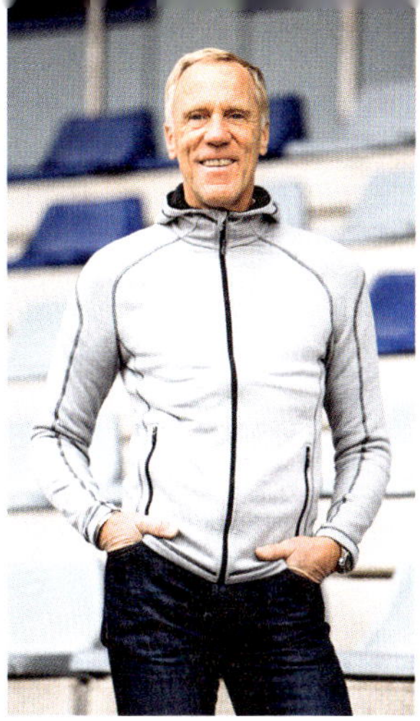

„Jede Mahlzeit sollte eine Eiweiß-Mahlzeit sein."

„Da Proteine nicht umfassend im Körper gespeichert werden können, sollten sie bewusst mehrmals täglich auf dem Speiseplan stehen."

Univ. Prof. Dr. Ingo Froböse

EXKURS MIT EIKLAR WIRD JEDES GERICHT ZUR EIWEISS-MAHLZEIT

Was es in anderen Ländern schon länger gibt, ist inzwischen auch bei uns zu haben. Natürliches Eiweiß aus der Flasche: flüssiges Eiklar, also Hühnereiweiß, getrennt vom Eigelb und der Schale.

Das Weiße vom Ei ist von Natur aus Low Carb und No Fat in einem und zeichnet sich durch eine hohe Protein-Qualität und wenig Kalorien aus. Es wird pasteurisiert und homogenisiert angeboten, ist damit sicher vor Salmonellen und hält mehrere Monate bei Raumtemperatur. Aber das Beste: Eiklar ist so gut wie geschmacksneutral, sodass du jedes Gericht damit ergänzen kannst. Somit nimmst du mit jeder Mahlzeit gutes Eiweiß auf.

Proteingehalt von Lebensmitteln

EIWEISSREICHE LEBENSMITTEL	PORTIONSGRÖSSE	EIWEISS PRO 100 G	EIWEISS PRO PORTION
Eier und Ei-Produkte			
1 Hühnerei	60 g	12 g	7,1 g
1 Eigelb	19 g	16 g	3,1 g
Good Eggwhites (Bio-Eiklar)	125 g	11 g	14 g
Fleisch und Wurstwaren			
Fleisch	150 g	20–23 g	30–35 g
Wurstwaren	30 g	12–21 g	3,5–6,5 g
Fisch und Meeresfrüchte			
Salzwasserfische: z. B. Hering, Scholle, Seelachs Süßwasserfische: z. B. Lachs, Forelle, Zander Meeresfrüchte: z. B. Tintenfische, Garnelen, Krabben, Schalentiere: z. B. Austern, Miesmuscheln	150 g	18–22 g	27–33 g
Milch- und Milchprodukte			
Milch, Buttermilch, Dickmilch, Joghurt, Kefir, Molke, saure Sahne, Schmand, Crème fraîche, Sahne, Kaffeesahne	200 g	3,3–3,5 g	6,6–7,0 g
Quark, Hüttenkäse	200 g	10–14 g	20–28 g
Käse: z.B. Hartkäse, Schnittkäse, Weichkäse	30 g	19–32 g	5,5–9,5 g
Pflanzliche Eiweißquellen			
Nüsse, Kerne, Samen	30 g	8–24 g	2,5–7,2 g
Hülsenfrüchte	(gegart) 100 g	4–8 g	2,5–7,2 g
Pilze	200 g	2–3 g	4–6 g
Gemüse: z. B. Grünkohl, Rosenkohl, Brokkoli, Wirsing, Spinat, Blumenkohl	200 g	3–4,5 g	6–9 g
Vegetarische Lebensmittel			
Tempeh	150 g	19 g	28,5 g
Tofu, Sojawürstchen	150 g	10–14 g	15–21 g
Vegetarische Lebensmittel			
Amaranth, Grünkern, Hafer, Quinoa, Weizen	(roh) 40 g	12–15 g	3-6 g
Buchweizen, Bulgur, Hirse, Mais, Reis, Roggen	(roh) 40 g	7–10 g	3–4 g

EXKURS **NACHHALTIGKEIT UND BIO-QUALITÄT**

Tierisches Eiweiß ist qualitativ hochwertiger als pflanzliches Eiweiß. Das hatten wir schon (Seite 19). Wir haben auch die hohe Proteinqualität von Ei- und Milchprodukten erwähnt. Deshalb werden in der Tabelle mit den eiweißreichen Lebensmitteln (links) auch viele tierische Produkte aufgelistet.

Das heißt NICHT, dass wir dir nun zu täglich großen Mengen an Fleisch raten. Und es bedeutet NICHT, dass die Auswahl der richtigen tierischen Produkte an zweiter Stelle steht. Im Gegenteil. Denn hinter jedem tierischen Eiweiß steckt ein Lebewesen.

Wenn du deine gesunde eiweißreiche Ernährung auch verantwortungsvoll und nachhaltig gestalten möchtest, dann empfehlen wir dir auf folgende Punkte bei der Lebensmittelauswahl zu achten:

- **EIER UND EI-PRODUKTE** Mindestens Bio-Qualität. Besser: Verbands-Bio-Qualität. Boden- und Freilandhaltung sind weit weniger streng und kein Garant für das Tierwohl. Und 50 Cent pro Ei sind gut investiertes Geld.
- **MILCH- UND MILCHPRODUKTE** Mindestens Bio-Qualität. Besser: Heu- und Weidemilch (Bio).
- **FLEISCH & FLEISCHWAREN** Bio-Qualität. Am besten vom Metzger deines Vertrauens mit Herkunftsangabe für das Fleisch.
- **FISCH** „Der Fischratgeber" von Greenpeace ist eine gute App und berät dich, welchen Fisch du nachhaltig und guten Gewissens kaufen kannst.

Bio ist nicht gleich Bio. EU-Bio definiert die gesetzlichen Mindestkriterien. Verbände sind meist strenger in ihren Bio-Kriterien.

ORDENTLICH GEMÜSE, MODERAT OBST

Das Eiweiß allein auf deinem Teller macht noch keine gesunde Ernährung. Es braucht den richtigen Partner, um zu einer gesunden und leckeren Mahlzeit zu werden.

Gemüse, Salate, Pilze und zuckerarmes Obst sollten 50 % des Tellerplatzes einnehmen. Die meisten dieser Nahrungsmittel bestehen zu 80 bis über 90 % aus Wasser und liefern damit ziemlich wenige Kalorien, aber reichlich Ballaststoffe, die uns zusammen mit Eiweiß noch länger sättigen.

Je bunter Gemüse & Co. zum Einsatz kommen, desto breiter das Spektrum an wichtigen Vitaminen, Mineral- und sekundären Pflanzenstoffen, die du zu dir nimmst. Die benötigt dein Stoffwechsel, um einwandfrei zu laufen. Dazu regen sie noch die Verdauung an und sorgen für bessere Blutfette. Richtig gut!

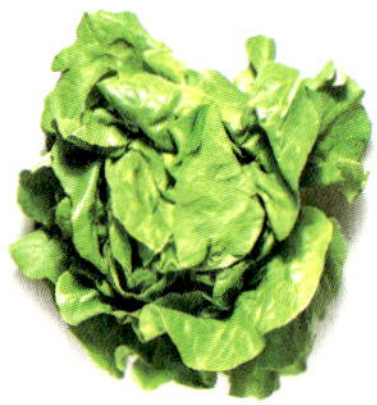

So viel du willst: Gemüse und Pilze sollten jeden Tag auf deinem Teller landen. Das Beste daran: Hier sind dir keine Grenzen gesetzt.

SCHRITT

2

PLUS 50 %

DES TELLERS FÜR GEMÜSE, PILZE UND OBST

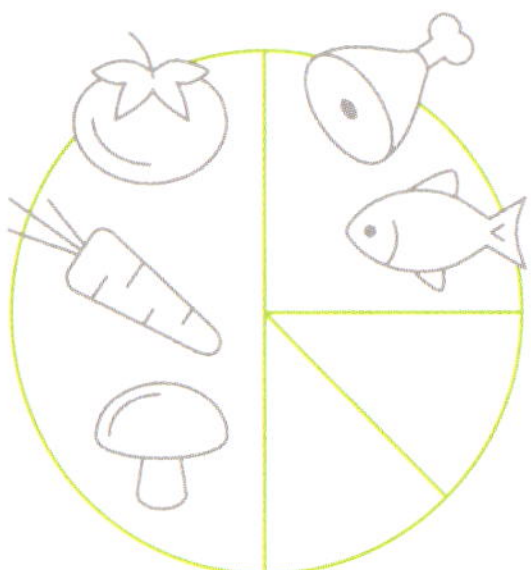

EMPFEHLUNGEN FÜR GEMÜSE, PILZE, SALAT UND OBST

GEMÜSE, PILZE, SALAT	OBST
So viel du willst mind. 3 Portionen täglich	2 Portionen täglich (nicht mehr, nicht weniger)
Pro Portion: mind. 250 g ca. 2 Handvoll	Pro Portion: mind. 150 g ca. 1 Handvoll

Vorsicht bei Obst!

Bei Gemüse, Salaten und Pilzen gibt es nach oben keine Mengenbegrenzung. Beim Obst sieht es ein bisschen anders aus. Bestimmte Obstsorten sind reich an Zucker, vor allem Fruchtzucker. Und dieser wirkt besonders stark fettbildend. Auf der nächsten Seite findest du eine Übersicht über zuckerarmes und zuckerreiches Obst.

Die Zuckerfalle: Smoothies, Säfte, Schorlen & Co.

Wir empfehlen dir deinen Durst nicht mit Säften, Smoothies und Schorlen zu stillen. Du erhöhst dadurch das Risiko, Fett anzusetzen. Der frisch gepresste Orangensaft hat zwar viele Vitamine, kann aber schnell zur Zucker- und Kalorienfalle werden. Das Schlimmste dabei: Getrunkene Kalorien aus Früchten sättigen nicht. Im Gegenteil: Sie regen den Appetit an, da sie deinen Blutzucker Achterbahn fahren lassen.

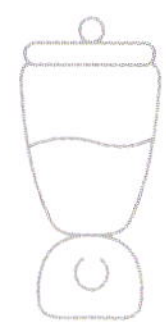

Green Smoothies bestehen aus Gemüse und sind im Gegensatz zu Frucht-Smoothies zuckerarm und gesund.

ZUCKER IN OBST

Zuckerarmes Obst: bis zu 12 g Kohlenhydrate auf 100 g

OBSTSORTE	KOHLENHYDRATGEHALT AUF 100 G
Beerenfrüchte	5,5 g
Wassermelonen Aprikosen Zwetschgen Pfirsiche	8,3–8,9 g
Grapefruits Clementinen Orangen Pampelmusen Mandarinen Kiwis	9–10 g
Honigmelonen	12 g

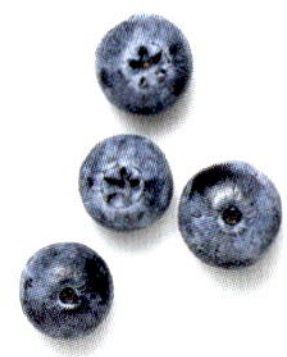

Beeren sind zuckerarm und süßen bspw. deinen Quark und Joghurt auf natürliche Weise.

Zuckerreich: über 12 g Kohlenhydrate auf 100 g

OBSTSORTE	KOHLENHYDRATGEHALT AUF 100 G
Feigen Mangos Birnen Ananas Kirschen Kakis Weintrauben Granatäpfel	12,1–16,5 g
Bananen	20,0 g

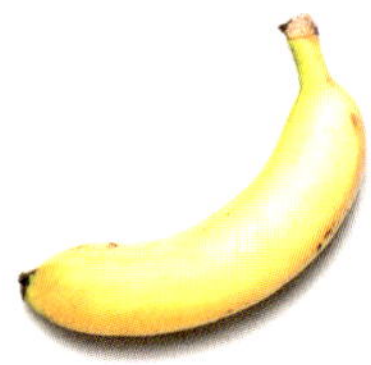

Bananen sind reich an Glukose, Fruktose und Saccharose und gehören zu den zuckerreichen Obstsorten.

GUTES UND GESUNDES FETT

Fett ist gesund und liefert dir überlebensnotwendige Nährstoffe, die dein Körper selbst nicht herstellen kann.

Eine gesunde Mahlzeit ist dann gesund und „vollständig", wenn sie dich mit allen Stoffen versorgt, die du selbst nicht herstellen kannst.

Aktuelle Studien zeigen, dass mehr Fett auf dem Teller ein Plus für deine Gesundheit bedeutet. Einfach ungesättigte Fettsäuren (z. B. in Olivenöl) oder die Omega-3-Fettsäuren (z. B. in fetten Fischen wie Lachs) sind Balsam für unsere Gefäße, schützen unser Herz, stärken unser Immunsystem und halten unsere Leber fit. Und mit Fett schmeckt's einfach besser!

GOOD-TO-KNOW
Fett allein macht nicht fett, sondern ist gesund. Nur in Verbindung mit Kohlenhydraten ist Fett ein Dickmacher.

SCHRITT
3
PLUS
GESUNDES FETT IN FORM VON ÖLEN UND NÜSSEN

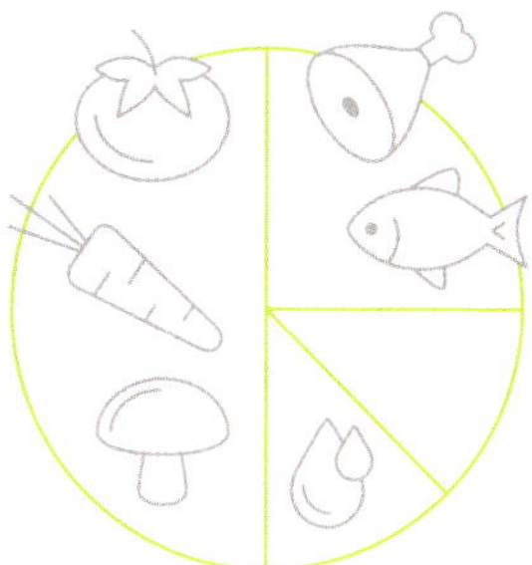

HOCHWERTIGE FETTE UND ÖLE GEHÖREN IN JEDE KÜCHE

Empfehlenswerte Öle sind Oliven-, Raps- und Nussöle. Sie haben ein gutes Fettsäuremuster. Als Streichfette eignen sich Butter oder Nussmus. Auch Nüsse, Kerne, Oliven und Avocados stehen weit oben auf der Liste der fettgesunden Lebensmittel. Dazu ist zweimal pro Woche fetter Fisch perfekt. Denn er ist nicht nur eine hervorragende Proteinquelle, er versorgt dich außerdem mit Omega-3-Fettsäuren, die entzündungshemmend wirken und die der Körper selbst nicht herstellen kann.

2X PRO WOCHE

Thunfisch, Hering, Makrele und Lachs gehören zu den fetten Fischen mit vielen gesunden Omega-3-Fettsäuren.

FETT MIT EIWEISS UND GEMÜSE – EIN NATÜRLICHES DREAMTEAM

Fette und Kohlenhydrate kommen – in genau dieser Kombi – in keinem natürlich wachsenden Lebensmittel vor, sondern ausschließlich als Industrie-Food. „Natürlich" ist es dagegen, wenn Eiweiße und Fette in einem Nahrungsmittel aufeinander treffen. Fetter Fisch, Nüsse, Eier und Fleisch. Dazu Gemüse und Kräuter. Fertig!

Diese Zutaten standen schon bei unseren Vorfahren auf dem Speiseplan. Damit isst du nicht nur gesund, sondern auch so, wie sich unsere Körper seit Millionen von Jahren angepasst haben.

Dreamteam Eiweiß & Fett: Natürlich und gesund.

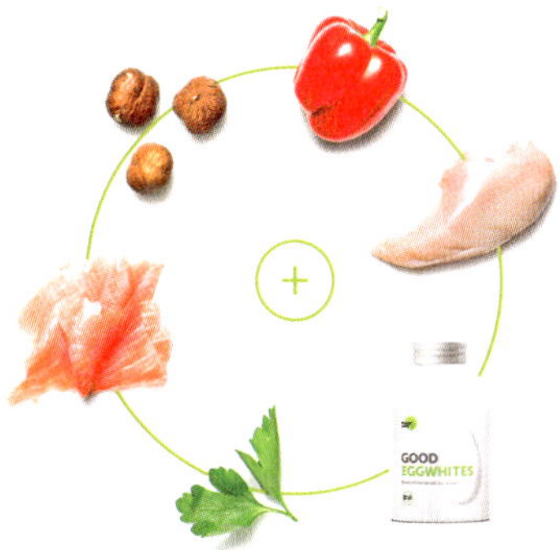

DICKMACHER FETT?

Jahrzehntelang galt Fett als Dick- und Krankmacher: Schlagzeilen wie Fett macht fett, erhöht die Blutfette oder fördert das Risiko für Herz-Kreislauf-Erkrankungen, waren nicht nur auf den Titelseiten der Presse zu lesen, sondern wurden auch von offizieller Seite bekräftigt. Heute weiß man glücklicherweise mehr! Wir müssen uns nicht mehr vor Ölen, Nüssen und Butter fürchten. Aber: Man darf es nicht übertreiben. Fett ist mit 9 kcal pro Gramm hochkalorisch. Isst du zu viel davon, dann macht auch gesundes Fett dick.

FETTE NICHT ZUSAMMEN MIT KOHLENHYDRATEN

Studien belegen, dass der positive gesundheitliche Effekt der Fette erst dann zum Tragen kommt, wenn du sie nicht zusammen mit Kohlenhydraten isst. Croissant mit Butter und Marmelade, Salamibrot, Nudeln in Sahnesoße oder die klassische Pizza sind solche Kombinationen. Für wenig Geld isst du viele Kalorien, aber bekommst wenig Nährstoffe. Entsprechend viel und oft musst du von den Kalorienbomben essen, um satt zu werden. Nicht gut! Und auch nicht gesund.

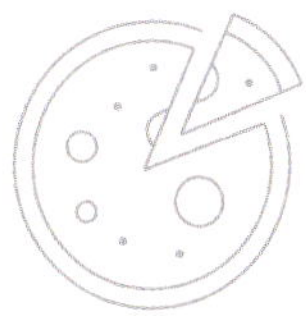

Unsere Low-Carb-Pizza auf Seite 108 ist da eine Ausnahme: 63 g Eiweiß und nur 11 g Kohlenhydrate. Pumperlgsund!

GOOD CARBS

Kohlenhydrate kann dein Körper aus Eiweiß und Fett bilden. Und weil er diese Fähigkeit besitzt, zwingt er dich nicht, Carbs zu essen oder zu trinken. Du überlebst auch ohne Kohlenhydrate.

GOOD-TO-KNOW
Kohlenhydrate werden auch Carbs genannt, dies ist die Kurzform für "Carbohydrates" (engl.).

Damit liegt unser theoretischer Kohlenhydrat-Bedarf bei null Gramm. Das heißt aber nicht, dass Carbs tabu für dich sind. Für eine gesunde Ernährung hängt die richtige Dosierung jedoch stark von deinem Lebensstil und deinem Körperbau ab.

LEBENSSTIL UND KÖRPERBAU	KOHLENHYDRAT-MENGE PRO TAG	GOOD CARBS
Gesund, normales Gewicht & wenig Bewegung	100–140 g	Hülsenfrüchte Haferflocken Hirse, Quinoa, Couscous Pellkartoffeln Süßkartoffeln Pastinaken Vollkornbrot, -nudeln, -reis **NUR FÜR SPORTLER** Weißmehlprodukte nach einer Sporteinheit
Speckiger Bauch – Frauen: > 80 cm – Männer: > 94 cm	Bis zu 100 g	
Abnehmwillige	Bis zu 80 g	
Schlanker ODER leicht übergewichtiger aktiver Mensch, der 1–2 Mal pro Woche Sport treibt und sich viel im Alltag bewegt	Bis zu 150 g	
Sportler > 4–7 Mal pro Woche intensiver Sport	> 150 g, abhängig von Körperbau & ausgeübter Sporteinheit	

Nach viel gutem Eiweiß, einer großen Portion Gemüse, Salat, Pilzen, Obst und gesundem Fett kommen nun auch – je nach Lebensstil – mehr oder weniger Carbs auf deinen Teller.

SCHRITT

4 PLUS/MINUS

MEHR ODER WENIGER VIELE KOHLENHYDRATE

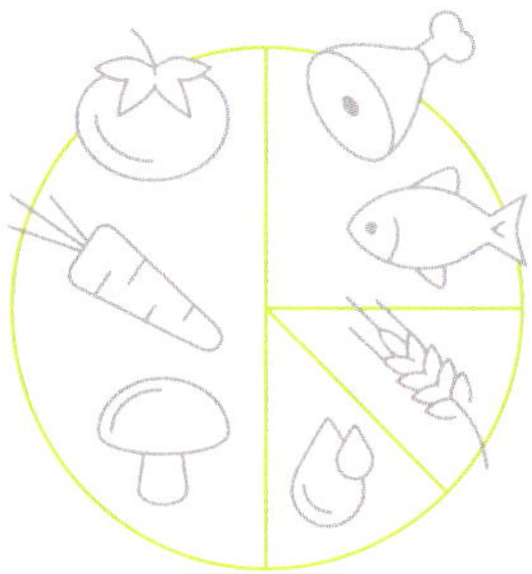

Wie viele Carbs genau? Das kannst du entsprechend deinem Lebensstil und Körperbau aus der linken Tabelle ablesen.

VERDIENE DIR EINE EXTRA-PORTION KOHLENHYDRATE DAZU

Dein Carb-Konto hast du selbst im Griff. Für Sport gibt's eine Extra-Portion. Dabei gilt:

- **pro Stunde Ausdauersport:** +50 g Kohlenhydrate
- **pro Stunde Kraftsport:** +70 g Kohlenhydrate

Viel Bewegung im Alltag verbrennt ebenso Kalorien. Gehe häufiger mal zu Fuß, fahre Fahrrad statt Auto oder steige bei den öffentlichen Verkehrsmitteln eine Station später ein bzw. früher aus. Easy, oder?

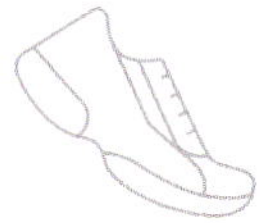

Treibst du Sport, um Fett zu verbrennen? Dann nutze deine Fettpölsterchen zur Energiebereitstellung und verzichte auf die Extra-Carbs.

KOHLENHYDRATE TANKEN: WARUM DÜRFEN SPORTLER MEHR?

Ein Vergleich zur besseren Verständlichkeit: Ein Auto braucht Treibstoff. Ist der Tank leer, füllst du neuen Treibstoff nach. Genauso ist es bei uns Menschen. Unser Tank heißt Muskulatur und bevorzugt Kohlenhydrate als Brennstoff. Denn sie sind schneller verfügbar. Durch körperliche Bewegung, also Training, werden Nudeln & Co. nach dem Essen verbrannt und können anschließend wieder nachgetankt werden.

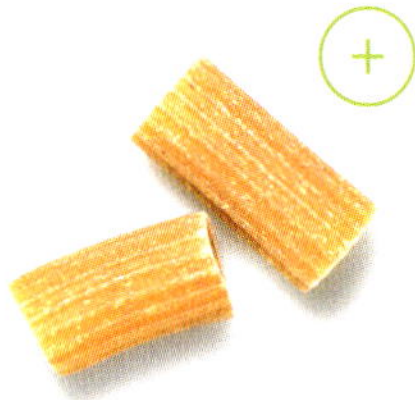

Sportler brauchen Kohlenhydrate, um schnelle Energie für Spitzenleistungen bereitstellen zu können.

Der andere Fall: Du isst Kohlenhydrate, ohne Sport zu treiben. Das ist, als würdest du deinen 60-Liter-Tank mit 120 Liter Benzin füllen. Denn auch unsere Muskeln können nur begrenzt Treibstoff aufnehmen. Bei einem 75 Kilogramm schweren Mann ist bei etwa 300 g Kohlenhydraten Schluss. Während beim Auto das überschüssige Benzin einfach herausläuft, werden beim Menschen überschüssige Carbs aus den Nudeln zu Fett umgebaut und dann im Fettgewebe gespeichert.

WARUM SIND BAD CARBS „BAD"?

Als Bad Carbs bezeichnen wir vor allem Weißmehlprodukte (Brot, Nudeln & Co.), Süßigkeiten, gesüßte Getränke und Fertigprodukte. Für Weißmehl wird die Schale des Getreidekorns entfernt. Dabei geht ein Großteil der Ballaststoffe, Vitamine, Mineralstoffe sowie der gesunden ungesättigten Fettsäuren verloren. Außer Kalorien bleibt also nicht viel übrig.

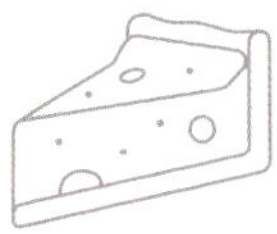

Du möchtest auf Süßigkeiten nicht verzichten? Ab Seite 120 zeigen wir dir, wie du gesund naschen kannst, ohne viel Zucker und Fett zu essen.

Bei Süßigkeiten und Fertigprodukten ist der hohe Zuckergehalt – insbesondere in Verbindung mit viel Fett – „bad". Ein Blick auf die Nährwerttabelle verrät dir schnell, wie viele Kohlenhydrate, insbesondere in Form von Zucker, im jeweiligen Produkt versteckt sind.

Gesüßte Getränke sind eine Zuckerfalle. Ein Beispiel: Ein Würfel Zucker wiegt 3 g. Eine Apfelschorle zeigt auf ihrer Nährwerttabelle 6 g Zucker auf 100 ml an, und die Flasche enthält 500 ml. Trinkst du die Flasche aus, dann nimmst du 30 g Zucker zu dir. In Würfelzucker ausgedrückt: 10 Stück! Das ist eine prall gefüllte Hand Zucker mit nur einer einzigen kleinen (!) 500-ml-Flasche Apfelschorle. Der Wahnsinn, oder?

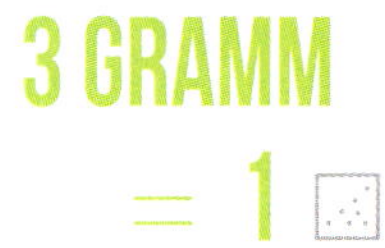

1 Würfelzucker wiegt 3 g.

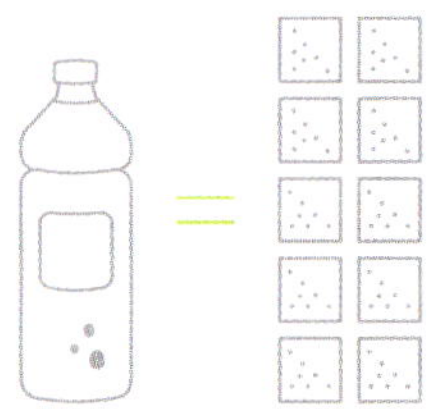

In einer 500-ml-Flasche Apfelschorle stecken 30 g Zucker.

TIPPS UND TRICKS FÜR KOHLENHYDRATLIEBHABER

Du bewegst dich wenig oder bist übergewichtig? So kannst du die dick machende Wirkung der Carbs bei wenig Bewegung etwas entschärfen:

- Carbs immer mit Eiweiß und viel Gemüse, Salat, Pilzen und zuckerarmem Obst kombinieren, z. B. lieber Salzstangen mit Schinken und Radieschen als Salzstangen alleine
- Vollkornvarianten bevorzugen (mehr Ballaststoffe, Mineralstoffe, Vitamine), z. B. lieber Vollkornbrot als Weißbrot oder malzgefärbtes „Pseudovollkornbrot"
- Weniger Verarbeitetes, weniger Gesüßtes wählen, z. B. lieber Naturjoghurt mit frischem Obst statt Fruchtjoghurt als gesüßtes Fertigprodukt
- Für Naschkatzen: Süßigkeiten nach der Mahlzeit und nicht während der Mahlzeiten (Blutzucker bleibt stabiler)
- Nudeln al dente kochen, abkühlen lassen und dann wieder erwärmen. Bei diesem Prozess wird ein kleiner Teil der „bösen" dick machenden Stärke in „gute" resistente Stärke umgewandelt. Diese ist dann unverdaulich, sättigt besser, erhöht die Fettverbrennung und reduziert auch noch die Fettspeicherung im Fettgewebe. Gleiches gilt für Kartoffeln und Reis. Und für Brotliebhaber: Brot vorher einfrieren, dann auftauen und genießen.

REZEPTE

LECKER, GESUND
UND EIWEISSREICH

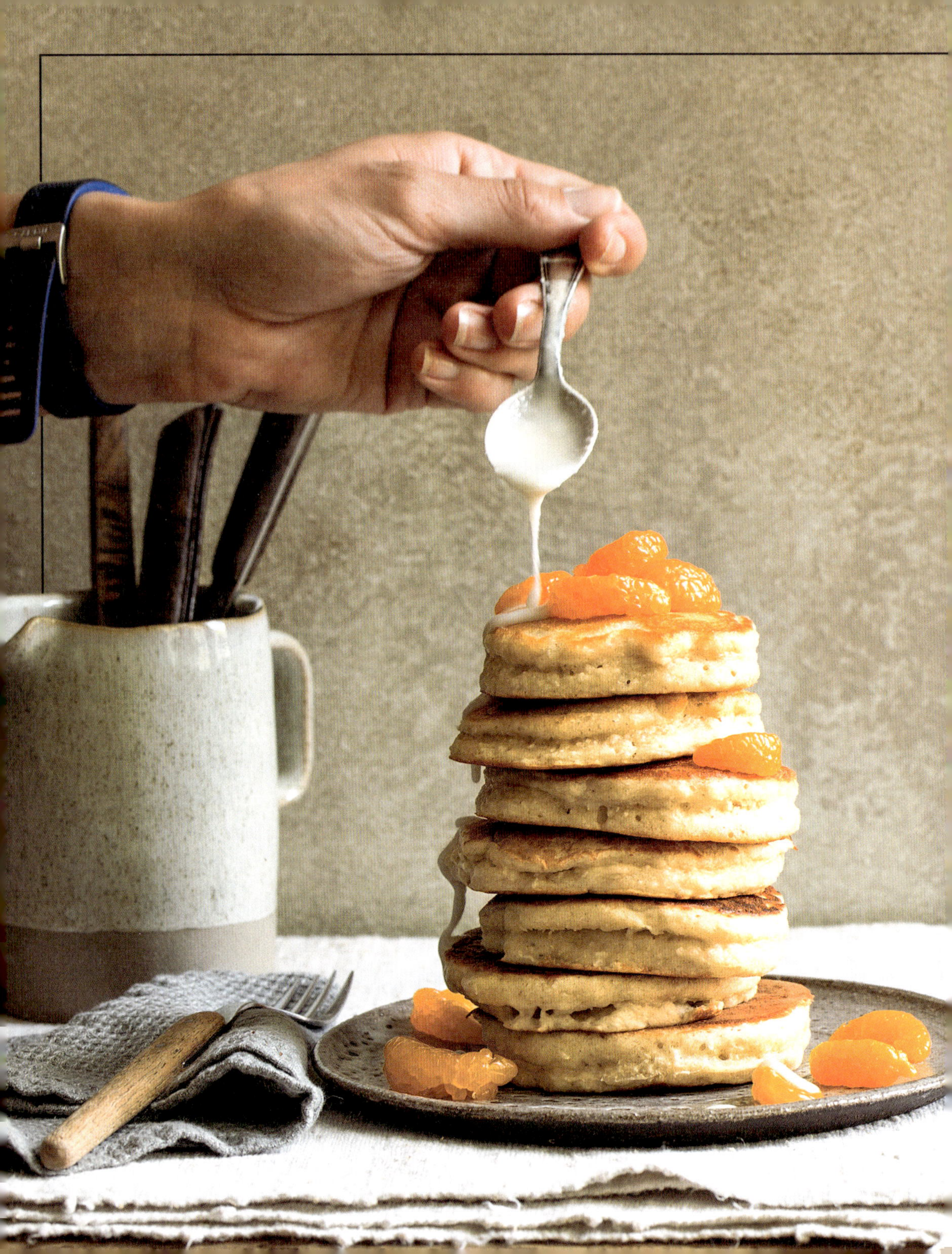

FRÜH STÜCK

START YOUR ENGINES

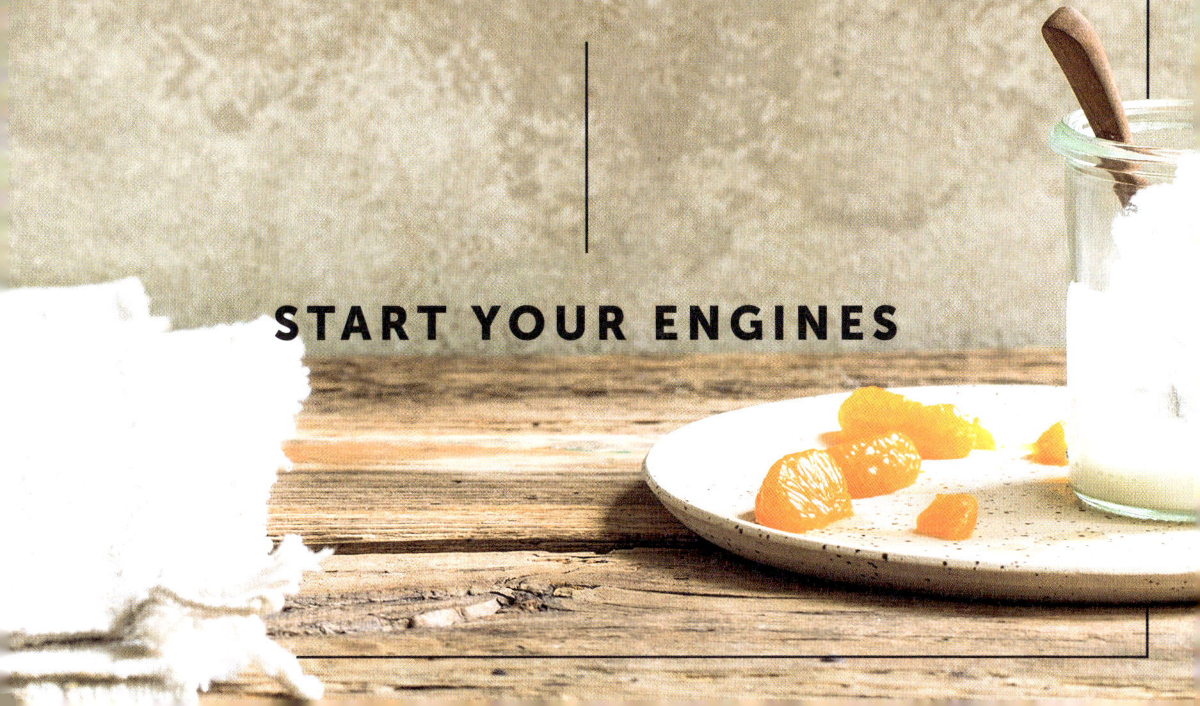

BRÖTCHEN

KÖRNERSONNE

FRÜHSTÜCK

VEGGIE

ZUTATEN FÜR 18 KLEINE BRÖTCHEN | 30 MIN

TEIG:

½ Würfel Hefe, frisch
1 TL Reissirup
100 g Frischkäse (0,2 % Fett)
100 ml Wasser
100 g Good Eggwhites
450 g Dinkelmehl, Typ 1050
1 TL Salz

TOPPINGS:

30 g Sonnenblumenkerne
20 g Chiasamen
20 g Sesam

TEIG:

1. Hefe und Reissirup in einer Rührschüssel verquirlen, bis die Hefe flüssig ist.

2. Alle feuchten Zutaten (bei Zimmertemperatur) dazugeben und von der Küchenmaschine mit einem Knethaken verrühren lassen. Alternative: Mit einem Handrührgerät oder per Hand rühren.

3. ¼ des Mehls dazugeben und etwa 3 Min. verrühren lassen. Langsam den Rest des Mehls und anschließend das Salz dazugeben und weitere 7 Min. verkneten, bis sich der Teig vom Schüsselrand löst und schön elastisch ist.

TOPPINGS:

1. Die Toppings nebeneinander in eine Schüssel geben. Aus dem Teig etwa 18 Bällchen formen und jeweils eine Seite in einem der Toppings wälzen.

2. Einen Tortenring einfetten, auf ein mit Backpapier ausgelegtes Blech legen und die Kugeln kreisförmig hineingeben. Mit einem feuchten Tuch abdecken und 30 Min. gehen lassen.

3. Bei 220 °C Ober-/Unterhitze (bitte vorheizen) für etwa 12–15 Min. backen.

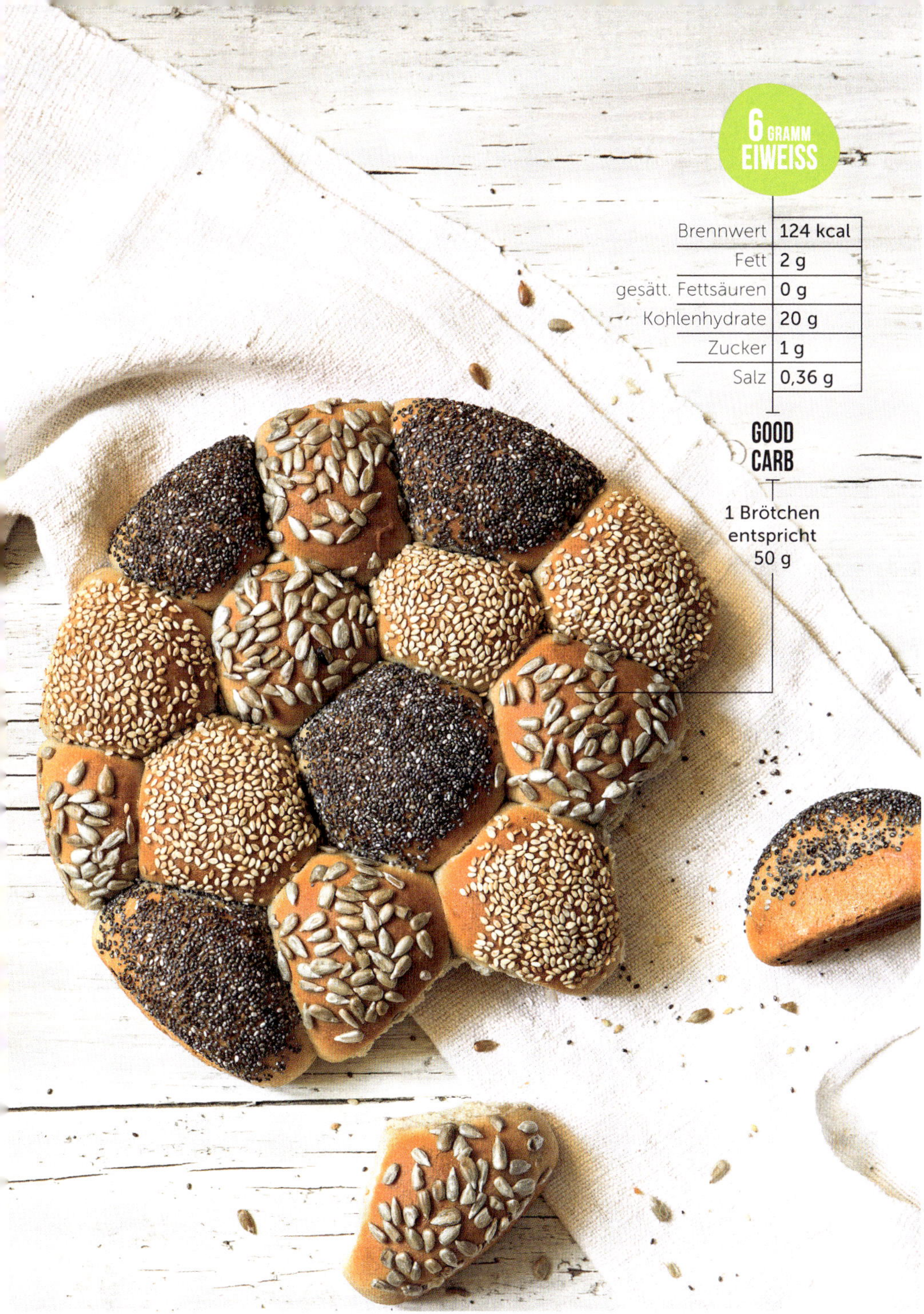

6 GRAMM EIWEISS

Brennwert	124 kcal
Fett	2 g
gesätt. Fettsäuren	0 g
Kohlenhydrate	20 g
Zucker	1 g
Salz	0,36 g

GOOD CARB

1 Brötchen entspricht 50 g

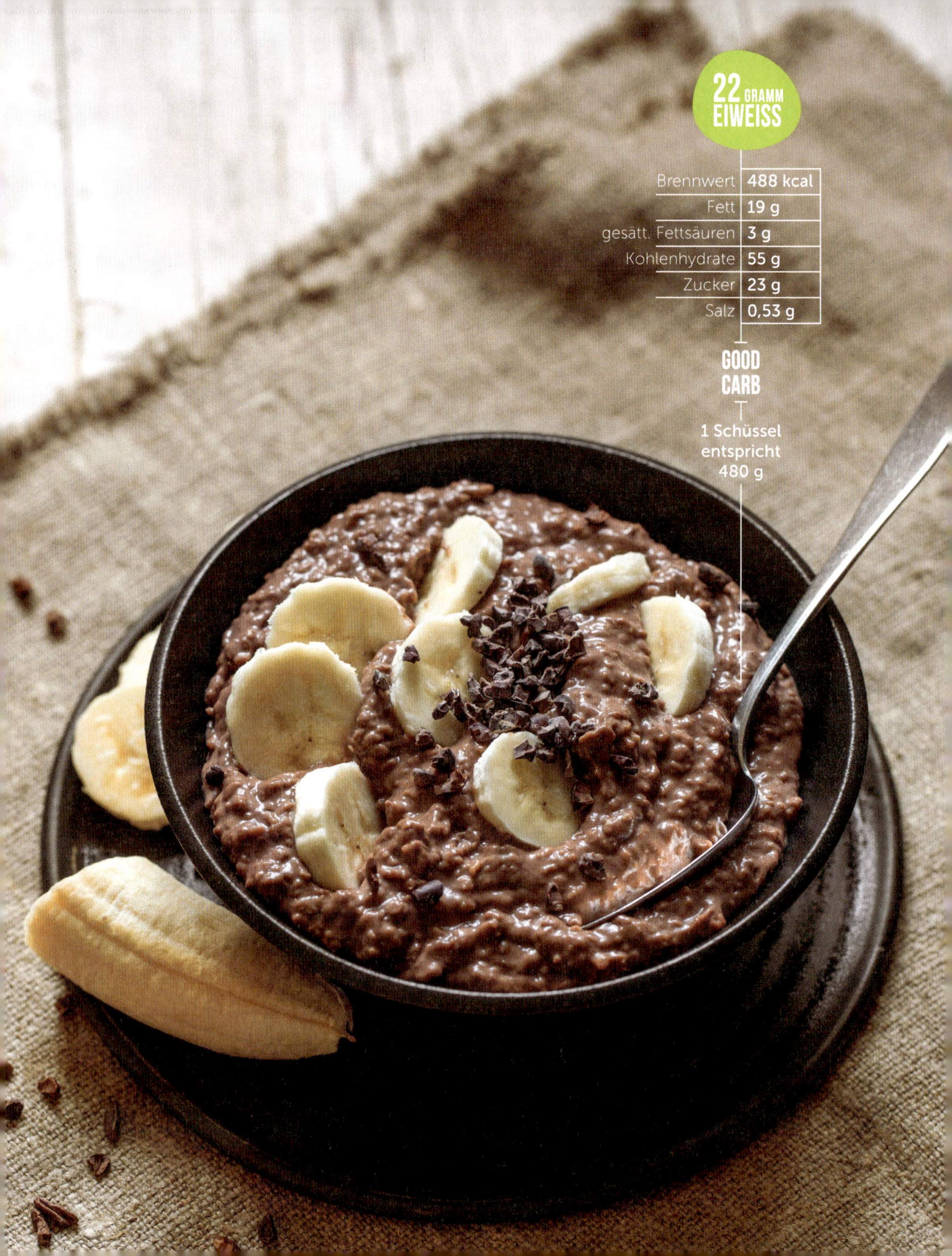

22 GRAMM EIWEISS

Brennwert	488 kcal
Fett	19 g
gesätt. Fettsäuren	3 g
Kohlenhydrate	55 g
Zucker	23 g
Salz	0,53 g

GOOD CARB

1 Schüssel entspricht 480 g

PORRIDGE

MANDEL, BANANE, KAKAO

FRÜHSTÜCK

VEGGIE

ZUTATEN FÜR 1 SCHÜSSEL | 20 MIN

PORRIDGE:

- 50 g Haferflocken, kernig
- 230 g Mandelmilch, ungesüßt
- 1 gehäufter TL Kakao
- 15 g Mandelmus
- 70 g Good Eggwhites
- 1 kleine Banane

TOPPING:

- 1 EL Mandeln, gehackt
- 1 TL Kakaonibs

PORRIDGE:

1. Die Zutaten fürs Porridge (bis auf die Banane) in einem Topf vermischen und bei kleiner Hitze circa 5 Min. kochen lassen und dabei regelmäßig umrühren (Flüssigkeit sollte aufgesaugt sein).

2. Banane schälen, halbieren und eine Hälfte für das Topping beiseitelegen. Die andere Hälfte mit der Gabel zerdrücken und zum Porridge geben.

TOPPING:

Die übrige halbe Banane in Scheiben schneiden und das Porridge mit den Scheiben, den gehackten Mandeln und den Kakaonibs garnieren.

PANCAKES

KOKOS, MANDARINE, BUTTERMILCH

FRÜHSTÜCK

VEGGIE

ZUTATEN FÜR 2 TELLER | 8 MIN

- 2 EL Reissirup
- 25 g Kokos, geraspelt
- 1 gestrichener TL Backpulver
- 1 gestrichener TL Natron
- 90 g Dinkelmehl, Typ 1050
- 1 gestrichener TL Pfeilwurzelstärke
- 125 g Good Eggwhites
- 75 g Buttermilch
- 2 EL Kokosmus
- 200 g Mandarinen (zuckerfrei, aus dem Glas)

1. Alles (außer Kokosmus und Mandarinen) miteinander vermengen und 10 Min. im Kühlschrank quellen lassen.
2. Den Teig in der Pfanne bei mittlerer Hitze zu Pancakes ausbacken.
3. Mit Kokosmus und Mandarinen als Topping servieren.

TIPP: Falls das Kokosmus etwas hart ist, 20 Sek. rühren, bis eine cremige Konsistenz entsteht.

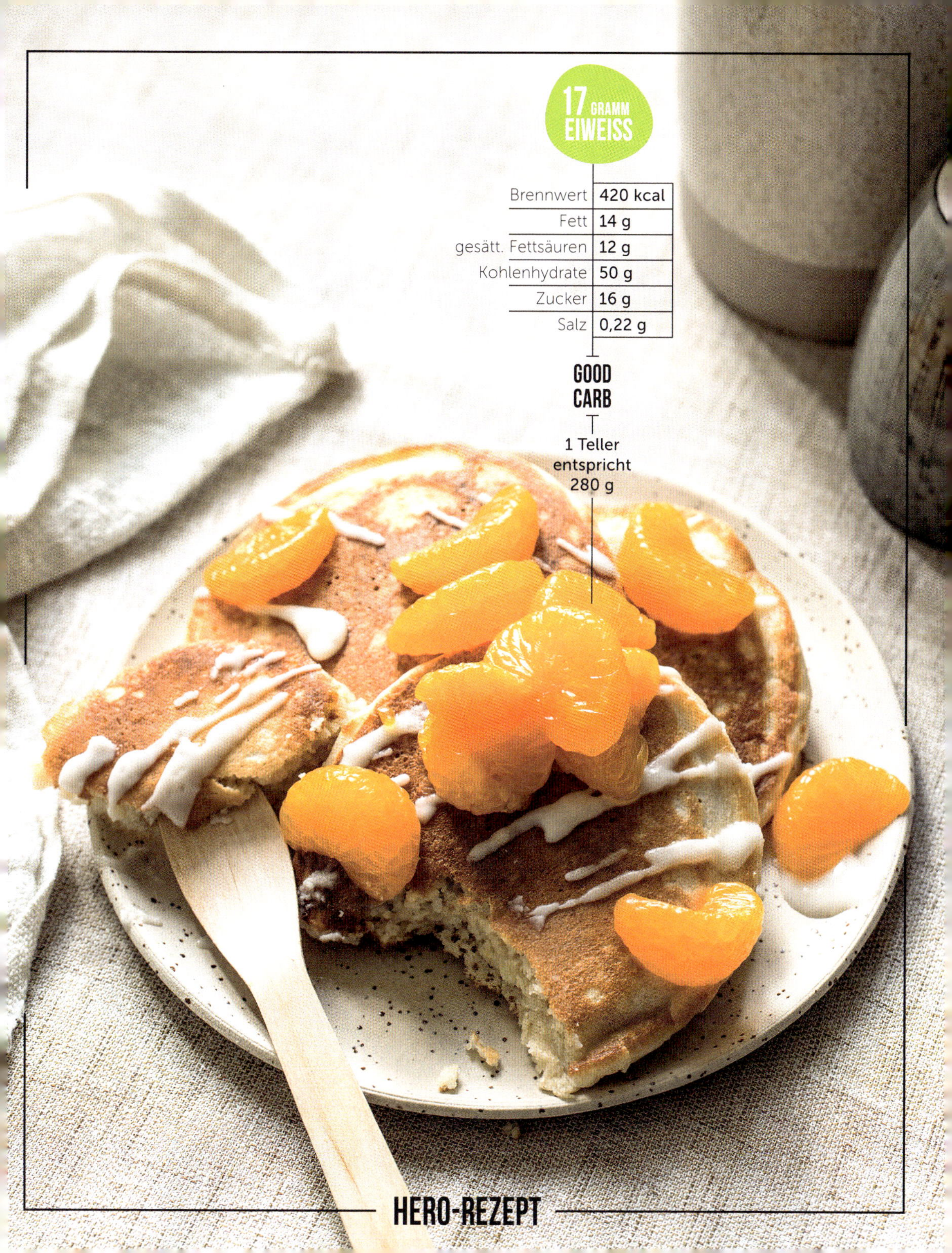

17 GRAMM EIWEISS

Brennwert	420 kcal
Fett	14 g
gesätt. Fettsäuren	12 g
Kohlenhydrate	50 g
Zucker	16 g
Salz	0,22 g

GOOD CARB

1 Teller entspricht 280 g

HERO-REZEPT

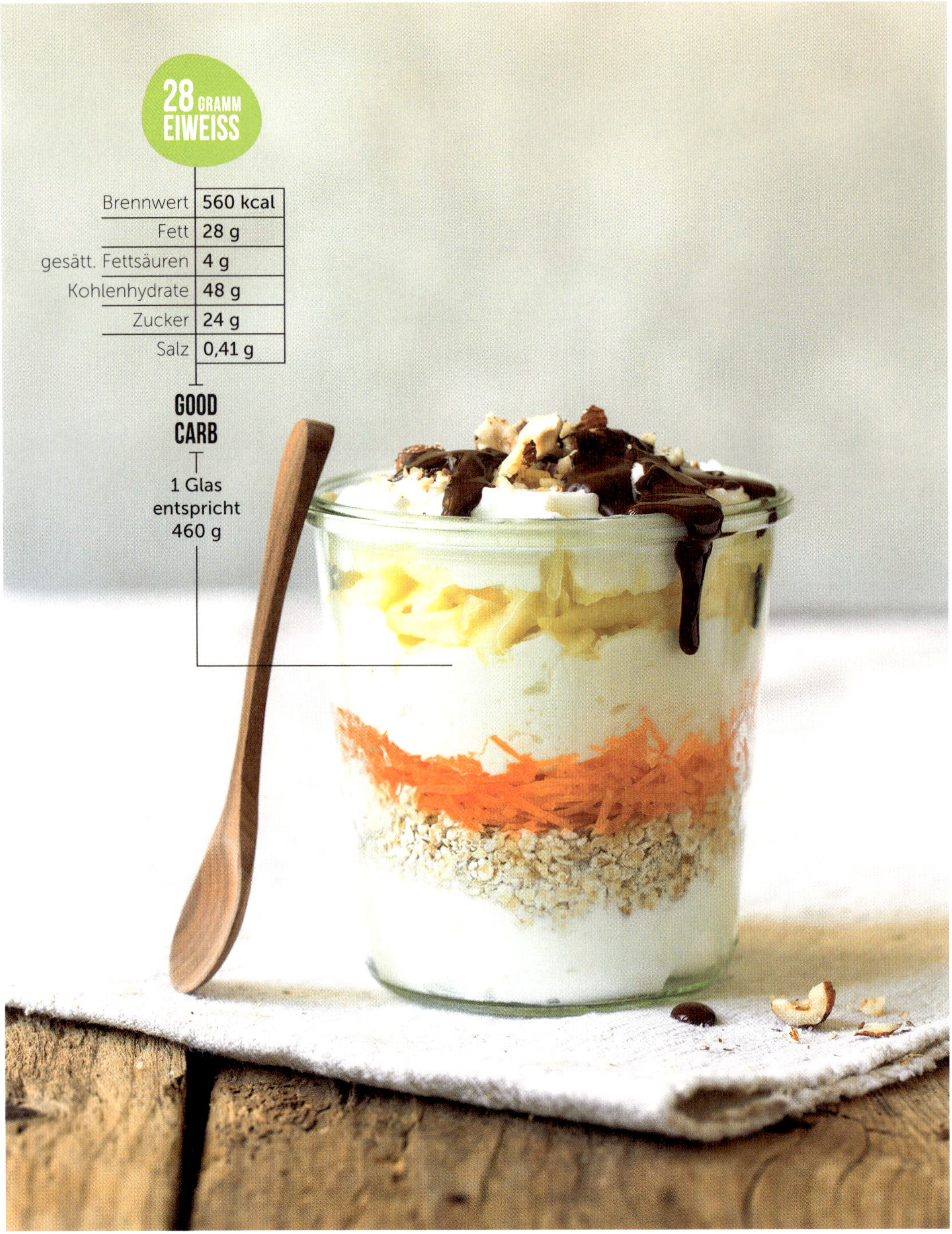

28 GRAMM EIWEISS

Brennwert	560 kcal
Fett	28 g
gesätt. Fettsäuren	4 g
Kohlenhydrate	48 g
Zucker	24 g
Salz	0,41 g

GOOD CARB

1 Glas entspricht 460 g

MÜSLI

JOGHURT, MÖHRE, APFEL

FRÜHSTÜCK

VEGGIE

ZUTATEN FÜR 1 GLAS | 15 MIN

- 40 g Haferflocken, zart
- 35 g Mandelmilch, ungesüßt
- 80 g Good Eggwhites
- ½ TL Zimt
- 1 Orange
- 75 g Möhren
- ½ Apfel
- 100 g Magermilchjoghurt
- 1 TL Haselnüsse, gehackt
- 5 g Schokolade, 99 % Kakaoanteil

1. Haferflocken mit Mandelmilch, Good Eggwhites, Zimt und klein geschnittener Orange inkl. Saft vermengen. Über Nacht quellen lassen.
2. Am nächsten Morgen Möhren und Apfel schälen. Apfel vom Kerngehäuse befreien und beides sehr fein raspeln.
3. Nun geschichtet in Gläser füllen: Joghurt, Haferflockenmischung, Möhren, Joghurt, Apfel, Joghurt. Mit gehackten Haselnüssen und geschmolzener Schokolade beträufeln.

BAGEL

MANDEL, LEINSAMEN

FRÜHSTÜCK

VEGGIE

ZUTATEN FÜR 2 BAGELS | 5 MIN

½ TL Salz
90 g Mandeln, gemahlen
1 TL Backpulver
7 g Flohsamenschalen, gemahlen
25 g Leinsamen, geschrotet
100 g Good Eggwhites
1 TL Apfelessig

1. Ofen auf 180 °C Ober-/Unterhitze vorheizen.
2. Erst die trockenen Zutaten miteinander vermengen, dann die feuchten dazugeben und alles verkneten.
3. Mit feuchten Händen 2 Bagels formen und 16–18 Min. backen.
4. Nach Belieben füllen/belegen.

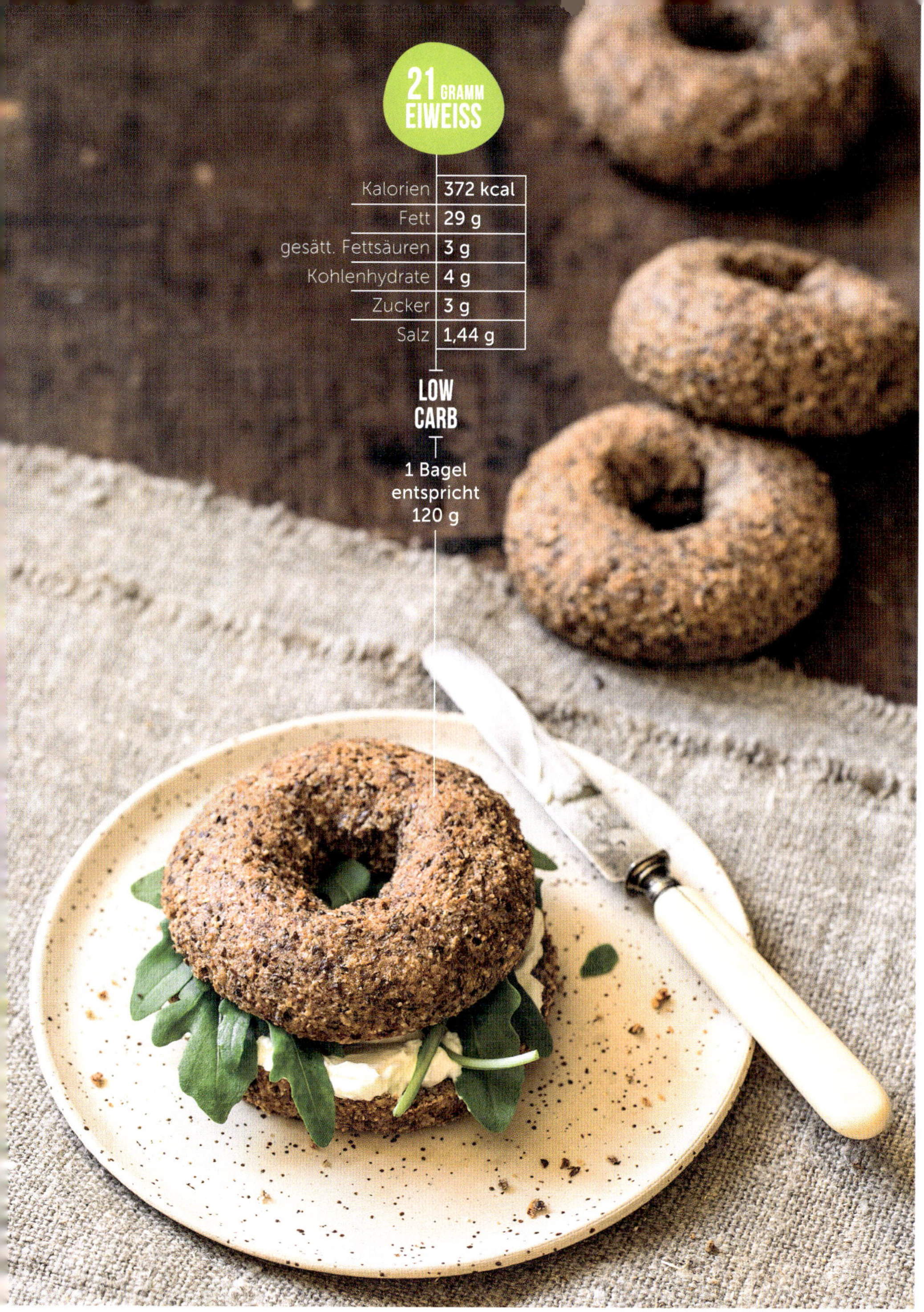

21 GRAMM EIWEISS

Kalorien	372 kcal
Fett	29 g
gesätt. Fettsäuren	3 g
Kohlenhydrate	4 g
Zucker	3 g
Salz	1,44 g

LOW CARB

1 Bagel entspricht 120 g

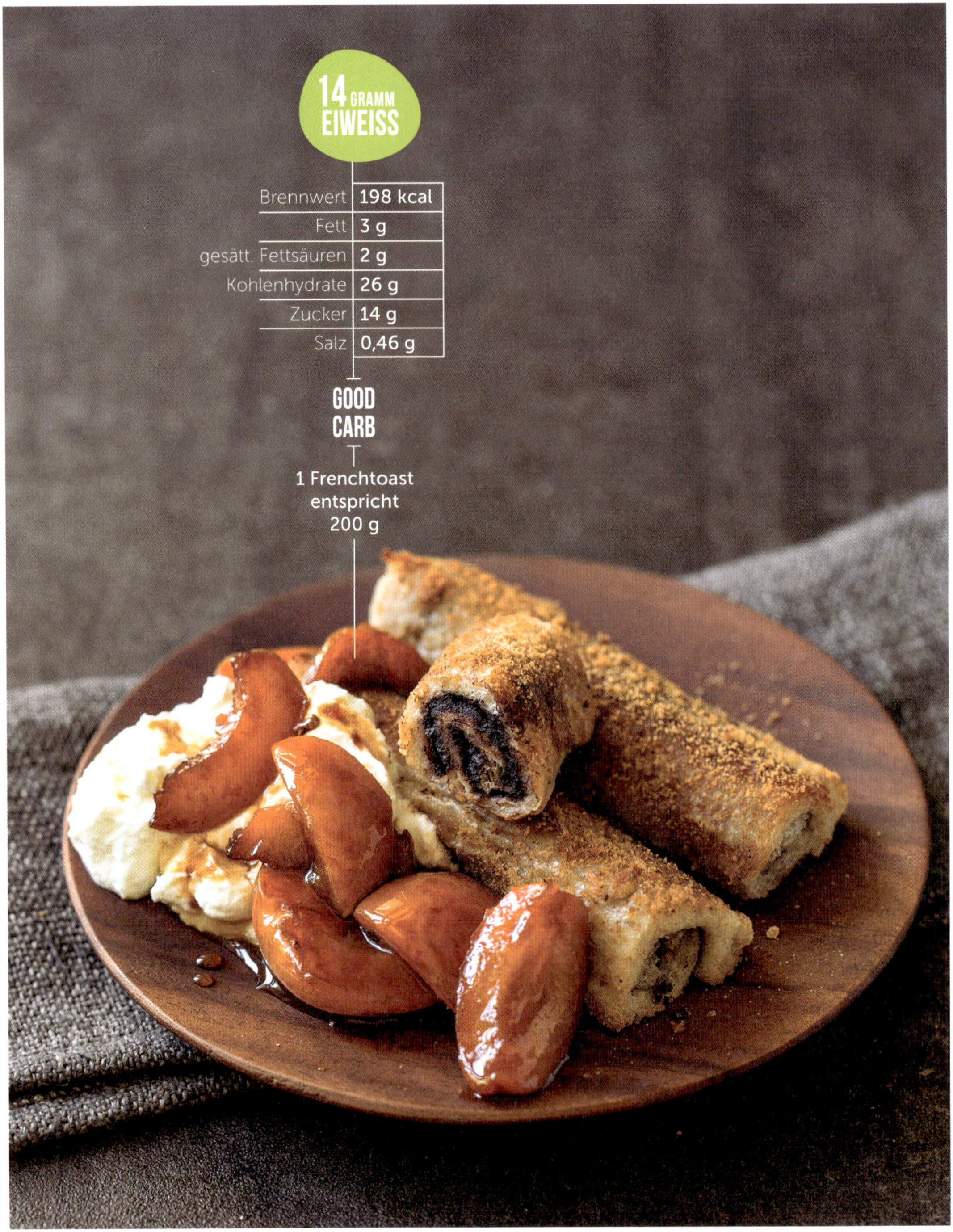
14 GRAMM EIWEISS
Brennwert 198 kcal
Fett 3 g
gesätt. Fettsäuren 2 g
Kohlenhydrate 26 g
Zucker 14 g
Salz 0,46 g
GOOD CARB
1 Frenchtoast entspricht 200 g

FRENCHTOAST

SCHOKOLADE, APRIKOSE, TOAST

FRÜHSTÜCK

VEGGIE

ZUTATEN FÜR 3 FRENCHTOASTS | 15 MIN

TOAST:

- 3 Scheiben Vollkorntoast
- 15 g Kakaopulver
- 10 g Reissirup
- 2 EL Wasser
- 20 g fettarme Milch
- ½ TL Vanille, gemahlen
- 90 g Good Eggwhites
- 1 TL Kokosöl

KOMPOTT:

- 200 g Aprikosen, frisch
- 10 g Kokosblütenzucker
- 150 g Skyr

TOAST:

1. Die Rinde von den Toastbroten abschneiden und jedes Brot mit dem Nudelholz dünn ausrollen.

2. Kakaopulver mit dem Reissirup und dem Wasser zu einer dicken Crème vermischen und diese auf die Toasts streichen. Toastbrote aufrollen.

3. Milch, Vanille und Good Eggwhites miteinander vermischen und die Toasts darin tränken. Brote anschließend in einer Pfanne in Kokosöl von allen Seiten anbraten.

KOMPOTT:

1. Aprikosen entkernen, in Scheiben schneiden und mit Kokosblützenzucker verrühren. Für etwa 10 Min. bei kleiner Hitze garen (karamellisieren).

2. Toasts mit Skyr und dem Aprikosenkompott anrichten.

MÜSLI

MOHN, KIRSCHE, HAFERFLOCKEN

FRÜHSTÜCK

VEGGIE

ZUTATEN FÜR 1 GLAS | 5 MIN

- 150 g Skyr
- 1 EL Reissirup
- 30 g Good Eggwhites
- 10 g Mohn
- 40 g Haferflocken, zart
- 100 g Kirschen (aus dem Glas)

1. Skyr mit Reissirup und Good Eggwhites verrühren.

2. Nun Skyr, Haferflocken und Mohn schichten (Mohn und Haferflocken durch Skyr trennen) und mit den Kirschen abschließen.

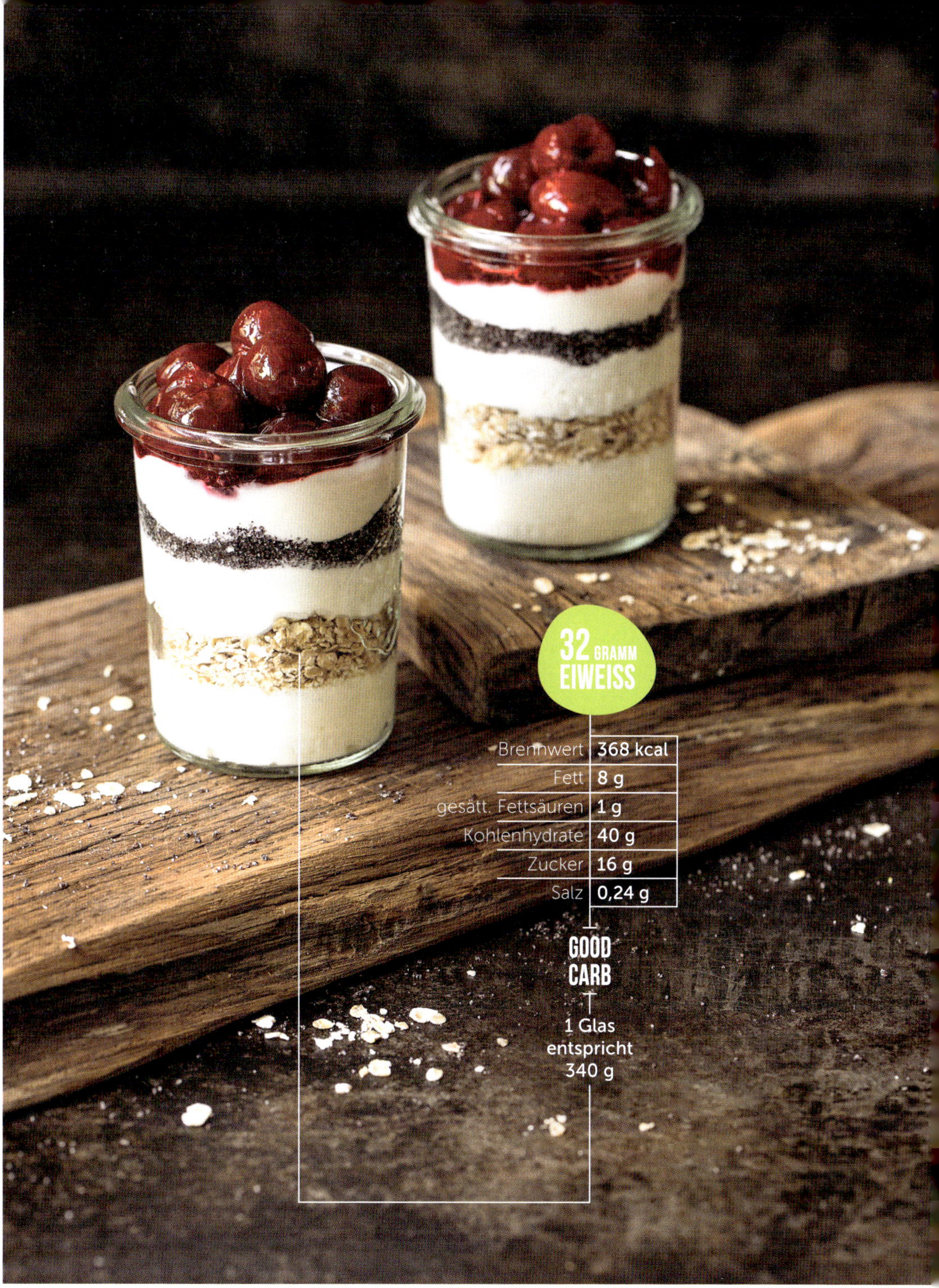

32 GRAMM EIWEISS

Brennwert	368 kcal
Fett	8 g
gesätt. Fettsäuren	1 g
Kohlenhydrate	40 g
Zucker	16 g
Salz	0,24 g

GOOD CARB

1 Glas entspricht 340 g

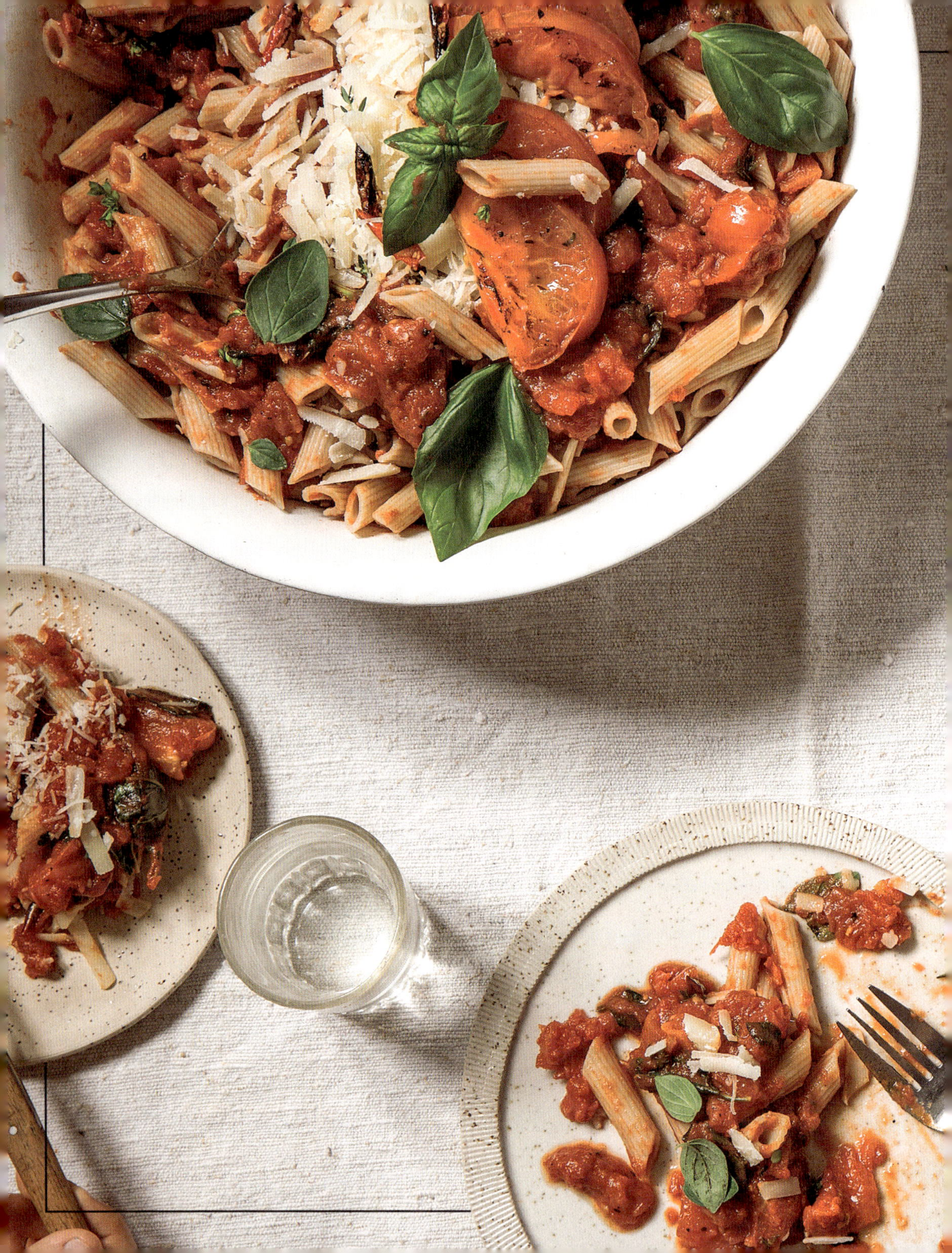

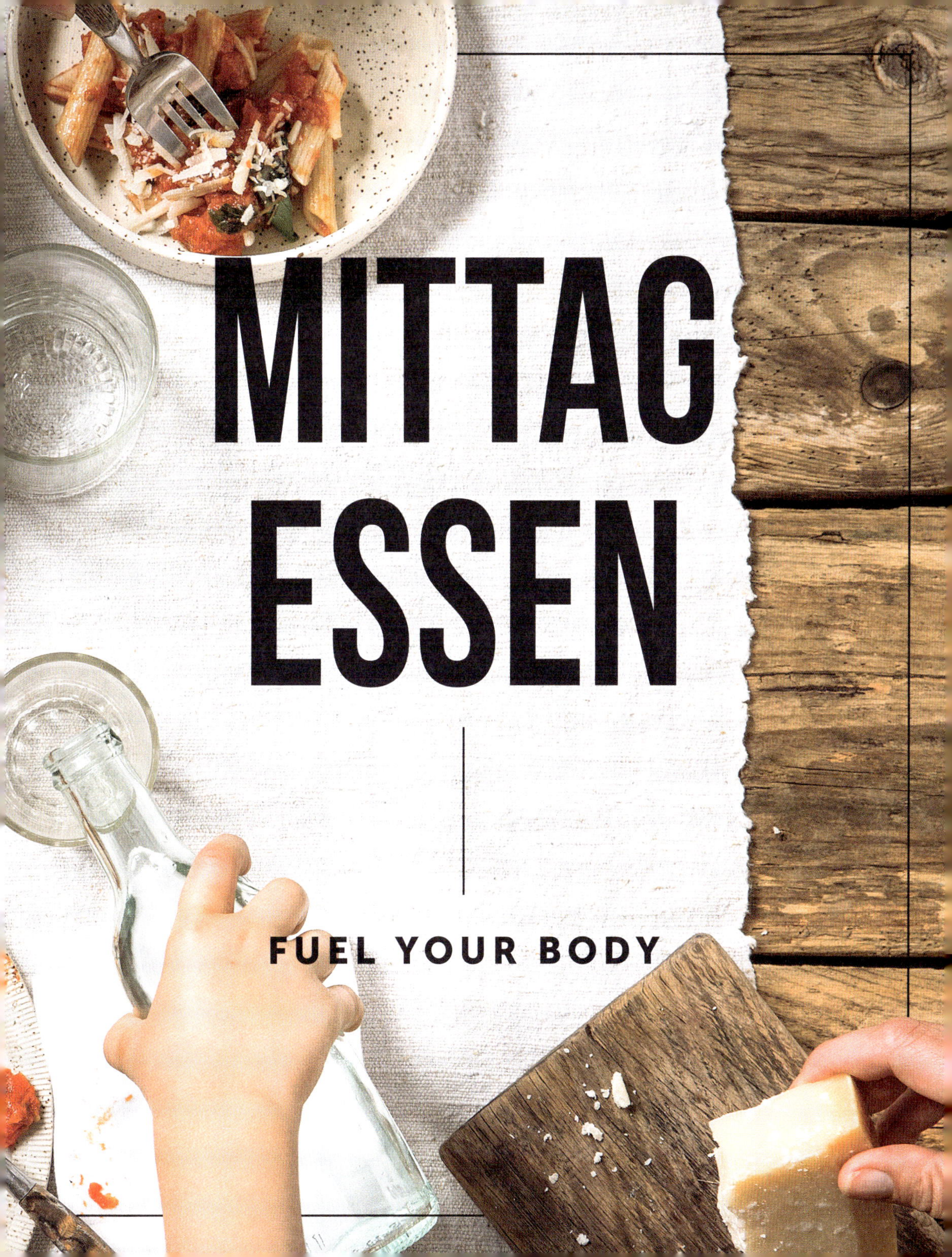

MITTAG ESSEN

FUEL YOUR BODY

GAZPACHO

GURKE, RUCOLA, SKYR

MITTAGESSEN

VEGGIE

ZUTATEN FÜR 1 SCHÜSSEL | 7 MIN

350 g Gurke
60 g Paprika, grün
50 g Rucola
100 g Skyr
100 g Good Eggwhites
1 gestrichener TL Pfeffer, schwarz
4 Prisen Salz
2 Scheiben Vollkorntoast
1 Knoblauchzehe
10 g Mandeln, gehackt

1. Gurke schälen. Alles (außer 1 Scheibe Toast, dem Knoblauch und den Mandeln) im Mixer pürieren.

2. 1 Scheibe Toast als Beilage toasten und mit geschältem und zerdrücktem Knoblauch einreiben.

3. Zum Schluss die Suppe mit Mandeln garnieren.

37 GRAMM **EIWEISS**

Brennwert	403 kcal
Fett	9 g
gesätt. Fettsäuren	1 g
Kohlenhydrate	41 g
Zucker	16 g
Salz	1,48 g

GOOD CARB

1 Schüssel entspricht 740 g

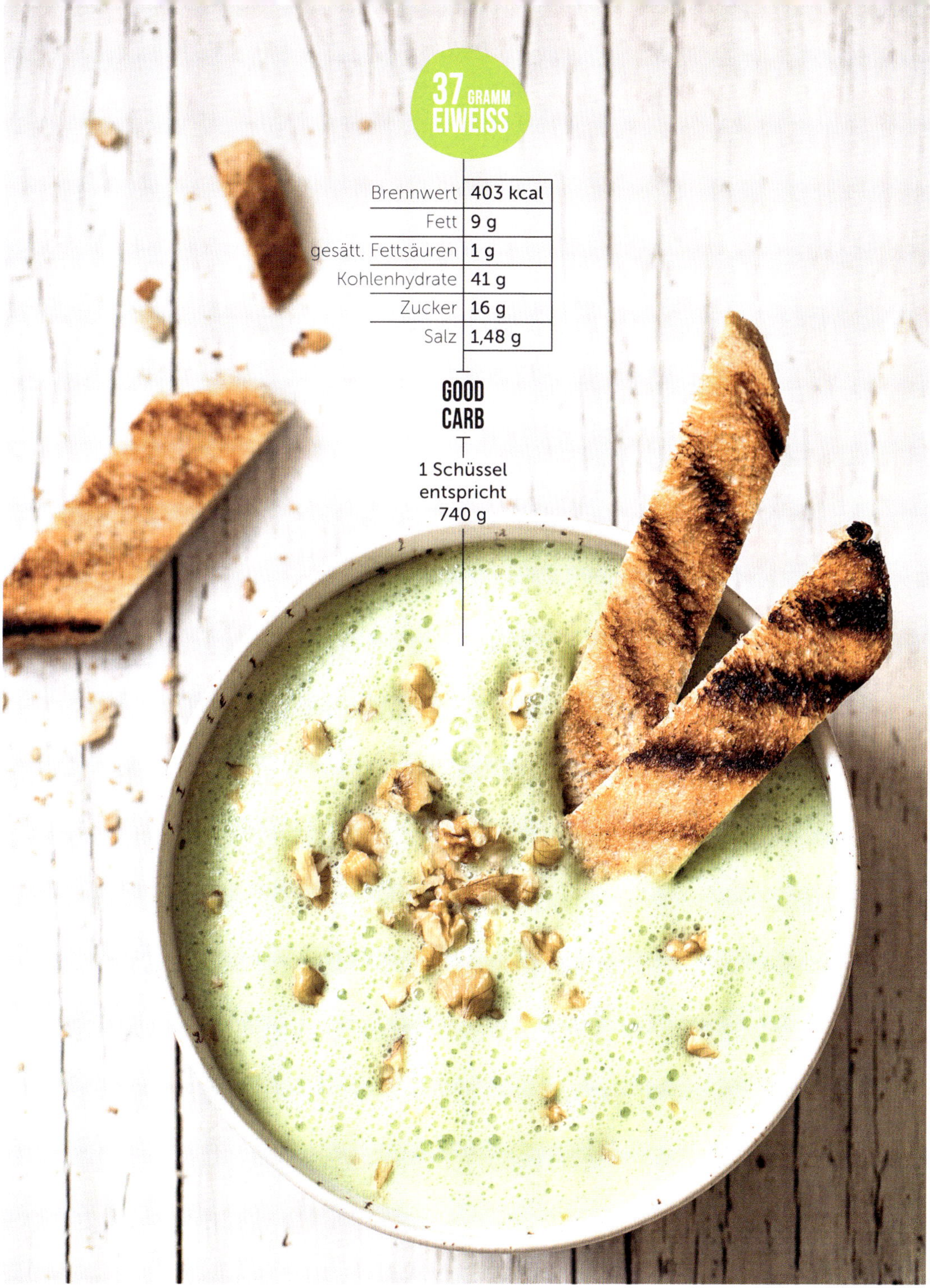

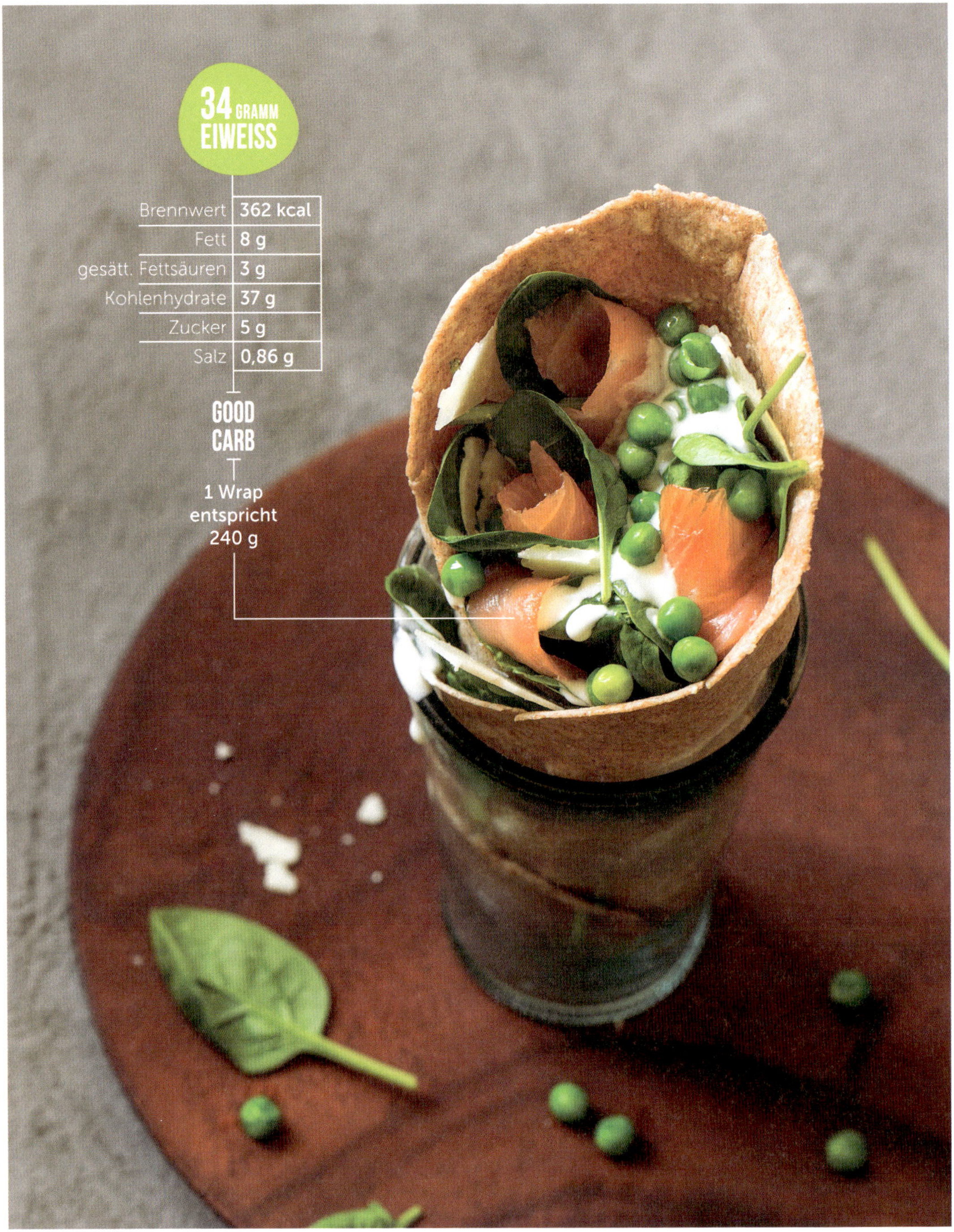

34 GRAMM EIWEISS

Brennwert	362 kcal
Fett	8 g
gesätt. Fettsäuren	3 g
Kohlenhydrate	37 g
Zucker	5 g
Salz	0,86 g

GOOD CARB

1 Wrap entspricht 240 g

WRAP

LACHS, SPINAT, ERBSE

MITTAGESSEN

ZUTATEN FÜR 6 WRAPS | 15 MIN

30 g Erbsen, TK
100 g Dinkelvollkornmehl
1 Prise Salz
50 g Good Eggwhites
½ Biolimette
40 g Spinat, frisch
100 g Frischkäse (0,2% Fett)
4 Prisen Pfeffer, schwarz
20 g Parmesan, gehobelt
120 g Wildlachs, geräuchert

1. Erbsen auftauen lassen.
2. Mehl, Salz und Good Eggwhites in einer Schüssel zu einem festen Teig verkneten – die Masse halbieren und sehr dünn ausrollen.
3. Wraps in einer Pfanne ohne Fett braten. Wenden, sobald Bläschen entstehen. Aus der Pfanne nehmen, leer einrollen und am unteren Ende mit Alufolie umwickeln.
4. Limette auspressen und Schalen abreiben. Spinat waschen und abtropfen lassen. Frischkäse, Limettensaft, Limettenschalen und Pfeffer verrühren. Parmesan hobeln.
5. Wrap mit allen Zutaten füllen.

WRAP

PUTENBRUST, SALAT, JOGHURT

MITTAGESSEN

ZUTATEN FÜR 1 WRAP | 10 MIN

WRAP:

120 g Good Eggwhites
1 EL Sprudelwasser
1 gehäufter TL Mandelmehl, entölt
1 Prise Salz
1 Prise Cayennepfeffer
1 TL Bratöl

FÜLLUNG:

3 Blatt Kopfsalat
1 EL Naturjoghurt
½ EL Frischkäse, light
1 gestrichener TL Currypulver
1 Prise Salz
1 Prise Pfeffer, schwarz
2 Scheiben Putenbrust
1 Scheibe Grünländer Käse

WRAP:

1. Good Eggwhites, Sprudelwasser, Mandelmehl, 1 Prise Salz und Cayennepfeffer in einer Rührschüssel mit einer Gabel verquirlen.

2. Bratöl in eine Pfanne geben, mit einem Backpinsel verteilen und gut erhitzen. Dann auf mittlere Hitze herunterschalten. Good Eggwhites in die Pfanne gießen, gleichmäßig bis zum Pfannenrand verteilen und 2–3 Min. stocken lassen. Mit einem Pfannenwender vorsichtig wenden und eine weitere Minute garen. Das Omelette herausnehmen und kurz abkühlen lassen.

FÜLLUNG:

1. Kopfsalat waschen und alle Zutaten der Füllung (außer Putenbrust und Käse) zu einem Dressing verrühren.

2. Das Omelette mit dem Dressing bestreichen. Den Putenbrust-Aufschnitt, den Käse und die Salatblätter mittig verteilen. Das Ganze zum Wrap rollen und halbieren.

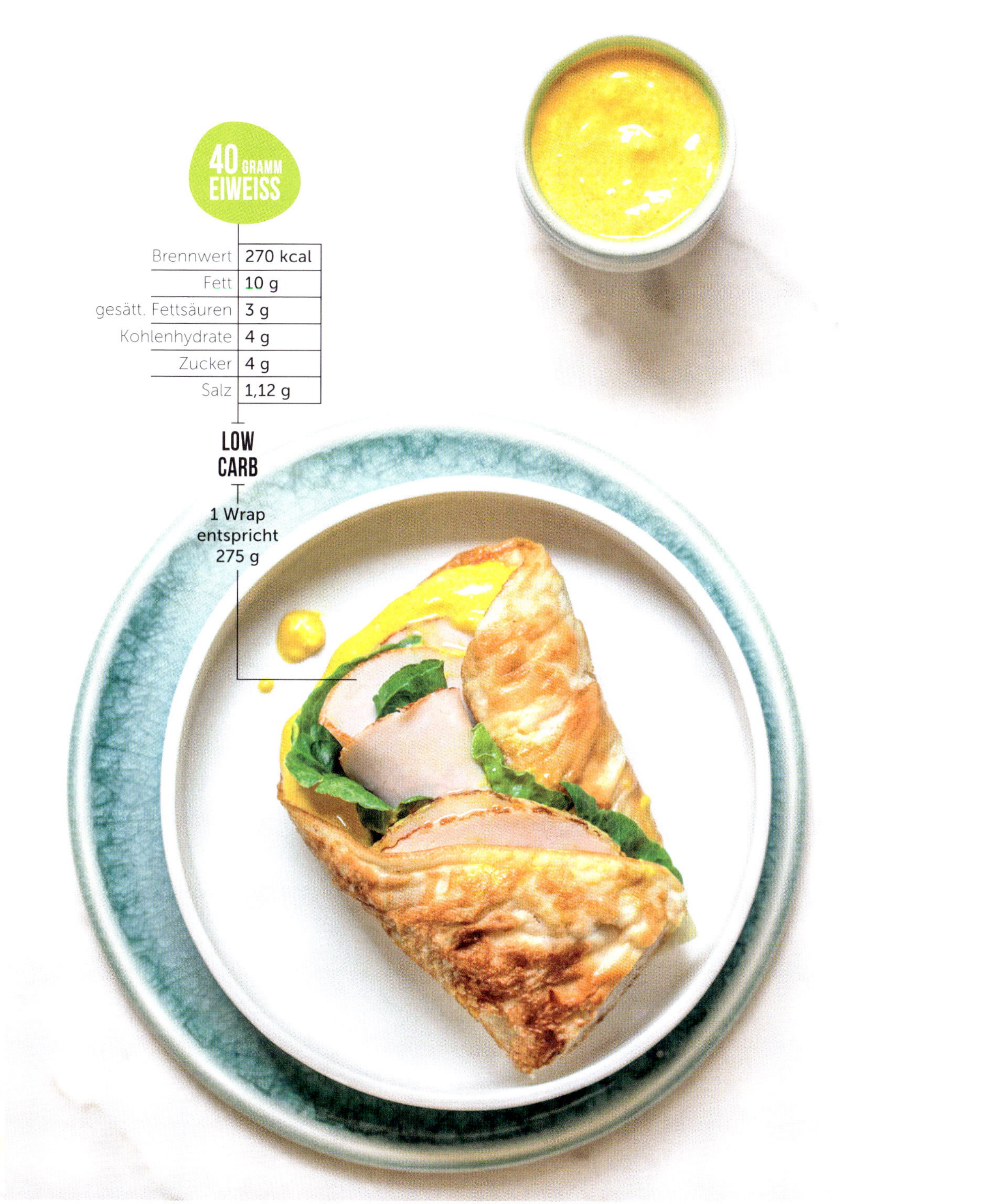

40 GRAMM EIWEISS

Brennwert	270 kcal
Fett	10 g
gesätt. Fettsäuren	3 g
Kohlenhydrate	4 g
Zucker	4 g
Salz	1,12 g

LOW CARB

1 Wrap entspricht 275 g

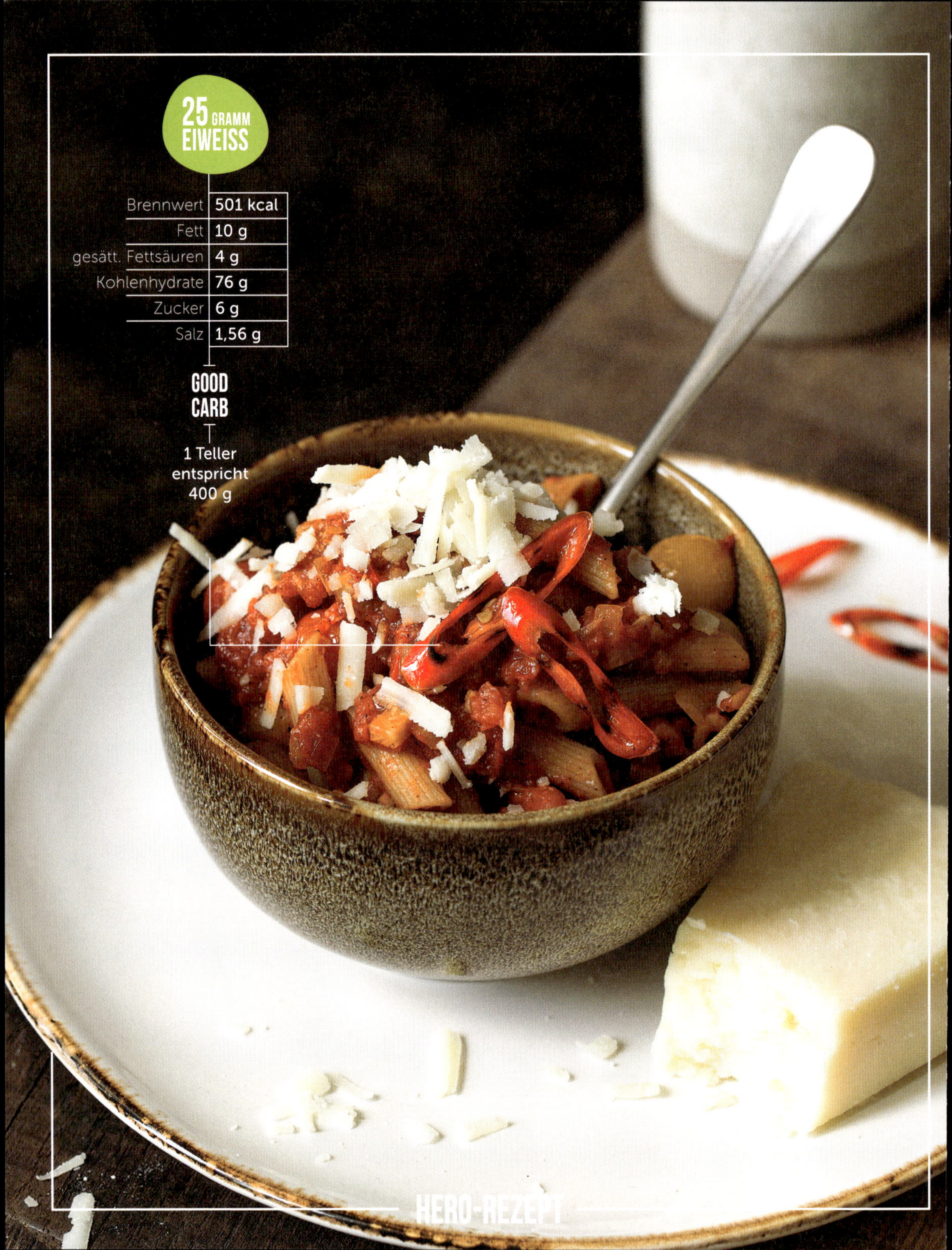

25 GRAMM EIWEISS

Brennwert	501 kcal
Fett	10 g
gesätt. Fettsäuren	4 g
Kohlenhydrate	76 g
Zucker	6 g
Salz	1,56 g

GOOD CARB

1 Teller entspricht 400 g

HERO-REZEPT

PASTA

PENNE ALL' ARRABBIATA

MITTAGESSEN

VEGGIE

ZUTATEN FÜR 2 TELLER | 15 MIN

240 g Vollkorn-Penne
1 Knoblauchzehe
2 Schalotten
½ Chilischote, rot
1 Scheibe Ingwer
1 TL Kokosöl
400 g Tomaten, gehackt (aus der Dose)
2 Stängel Petersilie, frisch
4 Prisen Salz
1 gestrichener TL Pfeffer, schwarz
100 g Good Eggwhites
20 g Parmesan, gehobelt

1. Penne nach Anleitung kochen.
2. Knoblauch und Schalotten schälen und würfeln, Chili hacken. Zusammen mit Ingwer und Öl in einer Pfanne anschwitzen. Mit Tomaten ablöschen und stark einkochen lassen.
3. Petersilie waschen, trocknen, hacken und dazugeben. Salzen und pfeffern.
4. Soße vom Herd nehmen und die Nudeln abgießen.
5. Good Eggwhites unter Rühren zur Soße geben und erneut erhitzen (nicht kochen), bis die Soße andickt.
6. Soße auf den Nudeln anrichten und mit Parmesan bestreuen.

CURRY

TOFU, ERDNUSS, ZUCKERSCHOTE

MITTAGESSEN

VEGGIE

ZUTATEN FÜR 2 SCHÜSSELN | 25 MIN

- 100 g Linsen, rot
- 200 g Tofu
- 2 TL Currypaste, gelb
- 1 Schalotte
- 1 Knoblauchzehe
- 70 g Champignons
- 1 EL Kokosöl
- 1 TL Currypulver
- 1 Msp. Cayennepfeffer
- 1 TL Koriandersamen
- 1 gestrichener TL Kurkuma
- 100 g Coco Cuisine
- 30 g Kokoswasser
- 30 g Erdnussmus
- 100 g Zuckerschoten
- 100 g Bull's Blood Salat
- 100 g Good Eggwhites
- 1 EL Erdnüsse, ungeröstet und ungesalzen

1. Linsen nach Packungsanleitung kochen. Tofu würfeln und in der Currypaste marinieren. Schalotte und Knoblauch schälen und hacken. Pilze putzen und klein schneiden.

2. Kokosöl bei mittlerer Hitze mit den Gewürzen in der Pfanne erhitzen. Tofu und Pilze darin scharf anbraten, Schalotte und Knoblauch dazugeben.

3. Mit Coco Cuisine und Kokoswasser ablöschen. Etwa 10 Min. köcheln lassen.

4. Die Mischung vom Herd nehmen. Erdnussmus, die gewaschenen Zuckerschoten und den gewaschenen und trocken geschleuderten Bull's Blood untermengen. Good Eggwhites unterrühren und unter Rühren nochmals erhitzen.

5. Mit den Linsen anrichten und mit Erdnüssen bestreuen.

45 GRAMM EIWEISS

Brennwert	555 kcal
Fett	24 g
gesätt. Fettsäuren	6 g
Kohlenhydrate	38 g
Zucker	7 g
Salz	0,44 g

GOOD CARB

1 Schüssel entspricht 440 g

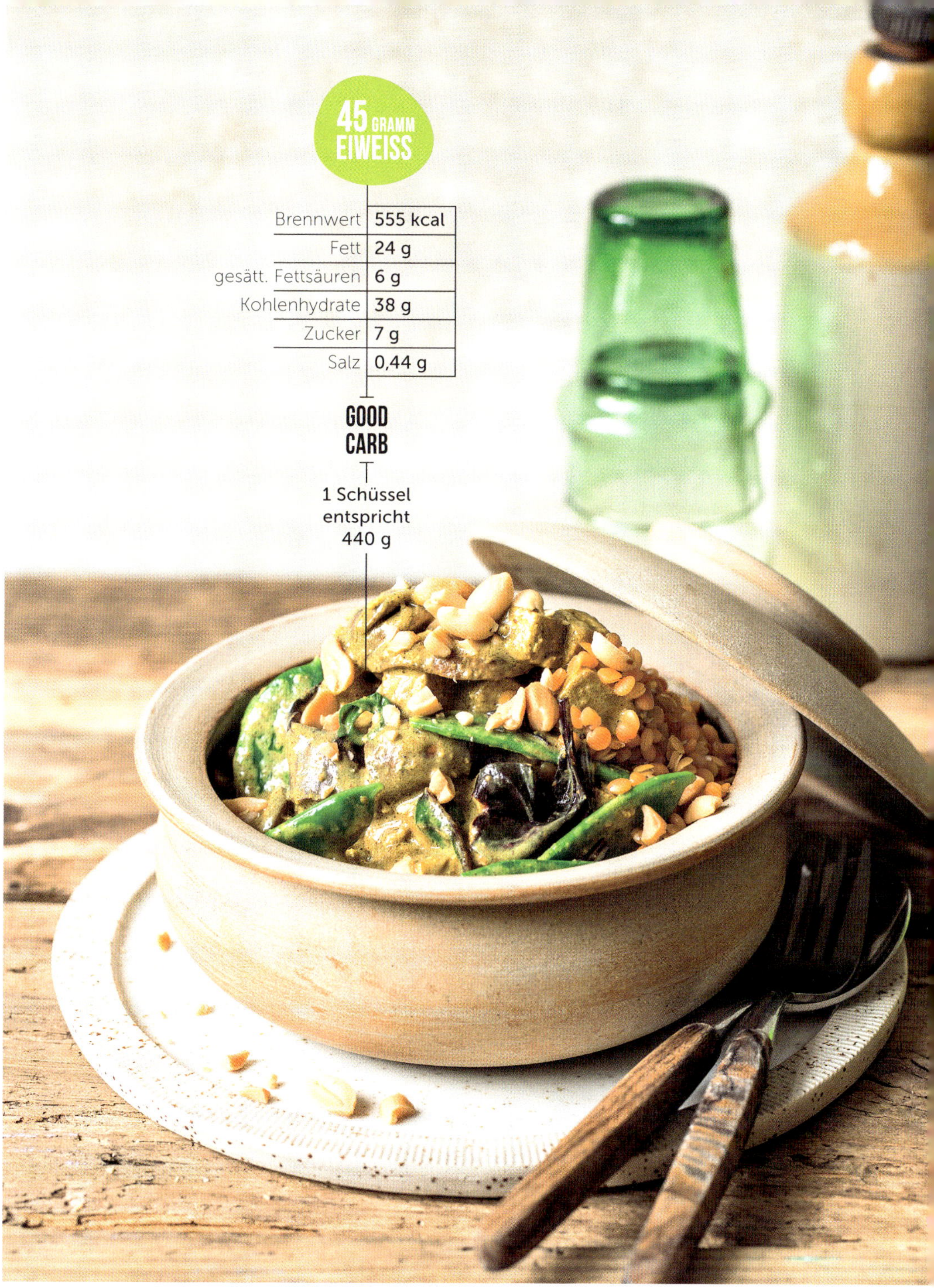

26 GRAMM EIWEISS

Brennwert	520 kcal
Fett	23 g
gesätt. Fettsäuren	7 g
Kohlenhydrate	51 g
Zucker	9 g
Salz	3,71 g

GOOD CARB

1 Teller entspricht 470 g

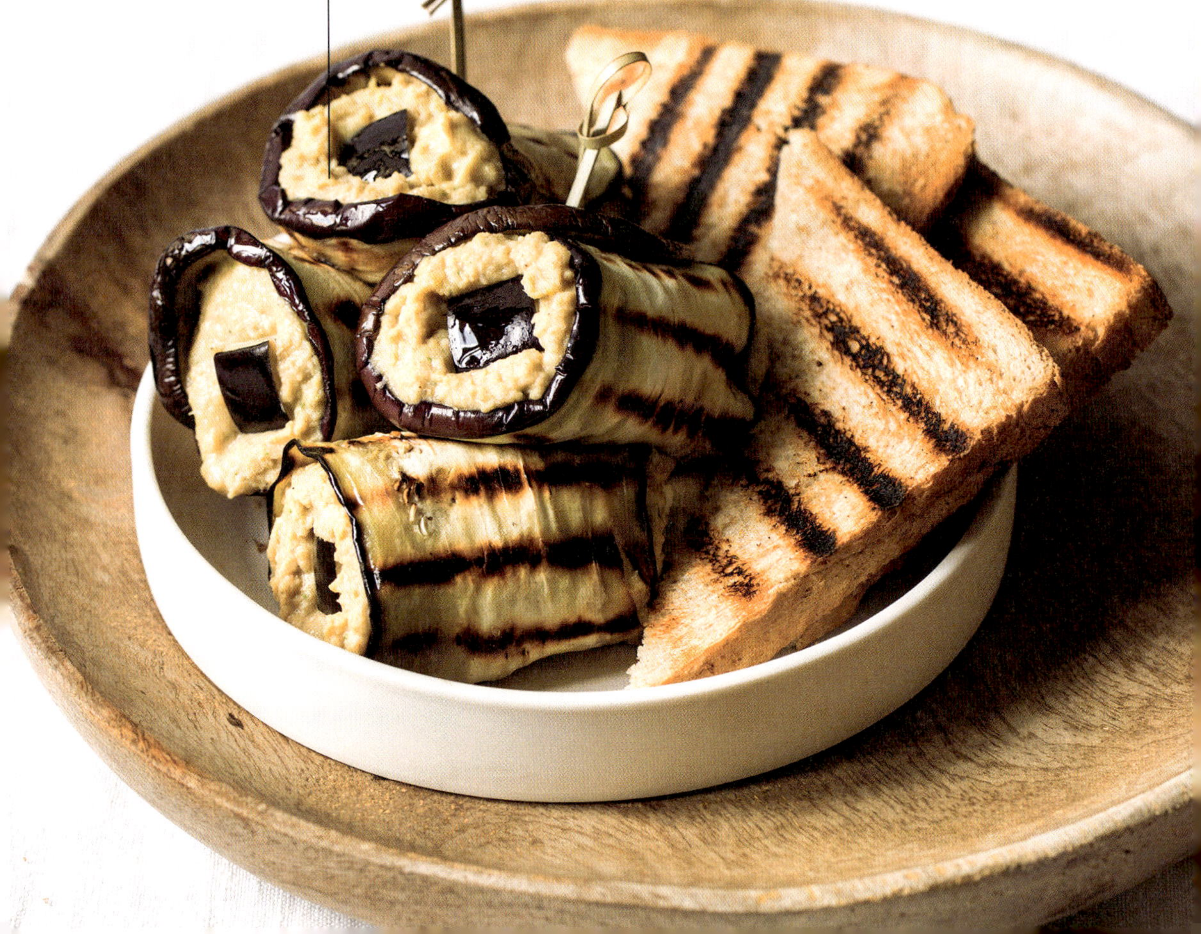

GEFÜLLTES GEMÜSE

AUBERGINE, HUMMUS, TOAST

MITTAGESSEN

VEGGIE

ZUTATEN FÜR 2 TELLER | 30 MIN

- 1 Aubergine
- 3 TL Kokosöl
- 350 g Kichererbsen, abgetropft
- 50 g Frischkäse (0,2 % Fett)
- ½ TL Pfeffer, schwarz
- 2 Knoblauchzehen
- 2 Stängel Petersilie, frisch
- 1 Msp. Kreuzkümmel
- 80 g Good Eggwhites
- 3 EL Olivenöl
- 1 gestrichener TL Salz
- 1 TL Zitronensaft
- 1 EL Balsamico, dunkel
- 5 Stängel Koriander, frisch
- 2 Scheiben Vollkorn-Toast

1. Aubergine waschen und längs in feine 3–4 mm dicke Scheiben schneiden. Grillpfanne erhitzen und mit Kokosöl einstreichen. Auberginenscheiben nacheinander von jeder Seite anbraten und im Ofen bei 180 °C backen, bis sie gar sind.

2. 300 g Kichererbsen mit den restlichen Zutaten (außer Balsamico und Koriander) mit einem Pürierstab zu Hummus pürieren.

3. Die Auberginenscheiben mit Hummus bestreichen. Koriander waschen, trocknen und abzupfen und mit den restlichen Kichererbsen darauf verteilen.

4. Auberginenscheiben zusammenrollen und mit Holzspießen feststecken. Mit Balsamico beträufeln.

TIPP: Dazu schmeckt Vollkorn-Toastbrot.

BRATLINGE

MÖHRE, SCHNITTLAUCH, WALNUSS

MITTAGESSEN

VEGGIE

ZUTATEN FÜR 1 TELLER | 30 MIN

- 130 g Möhren
- 20 g Haferflocken, zart
- 12 g Walnüsse, gehackt
- 10 g Mohn
- 11 g Schnittlauch, gehackt
- 100 g Good Eggwhites
- 15 g Dinkelschmelzflocken
- ½ TL Salz
- 1 Msp. Cayennepfeffer

1. Möhren schälen, sehr fein raspeln und den Saft ausdrücken. Mit den restlichen Zutaten vermischen und zuletzt Salz sowie Cayennepfeffer hinzufügen.

2. Den Teig kurz ziehen lassen und zu 4 Bratlingen formen.

3. In einer beschichteten Pfanne auf mittlerer Temperatur ausbacken. Auf einen Teller geben und servieren.

TIPP: Dazu passen ein knackiger Salat und Kräuterquark.

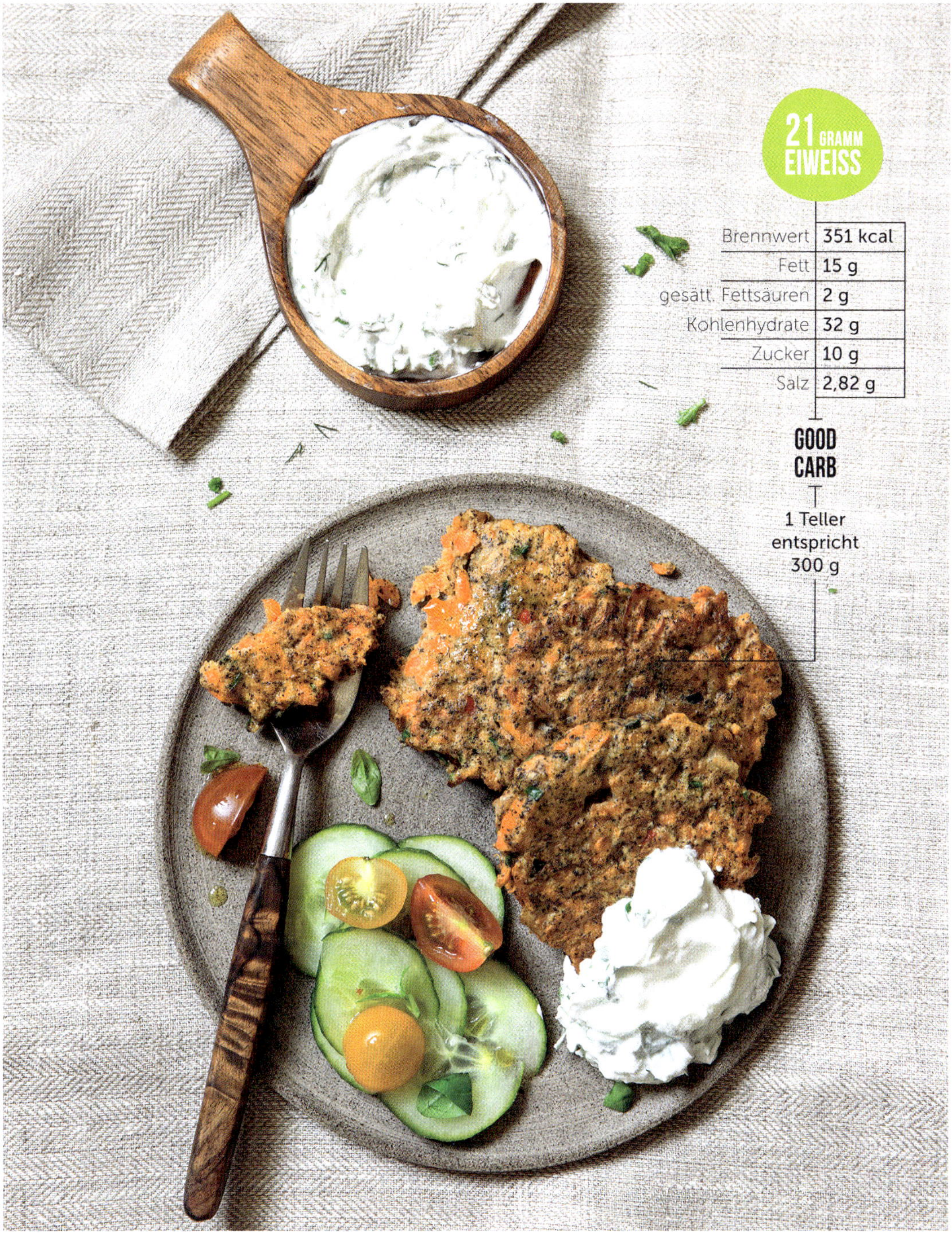
21 GRAMM EIWEISS
Brennwert 351 kcal
Fett 15 g
gesätt. Fettsäuren 2 g
Kohlenhydrate 32 g
Zucker 10 g
Salz 2,82 g
GOOD CARB
1 Teller entspricht 300 g

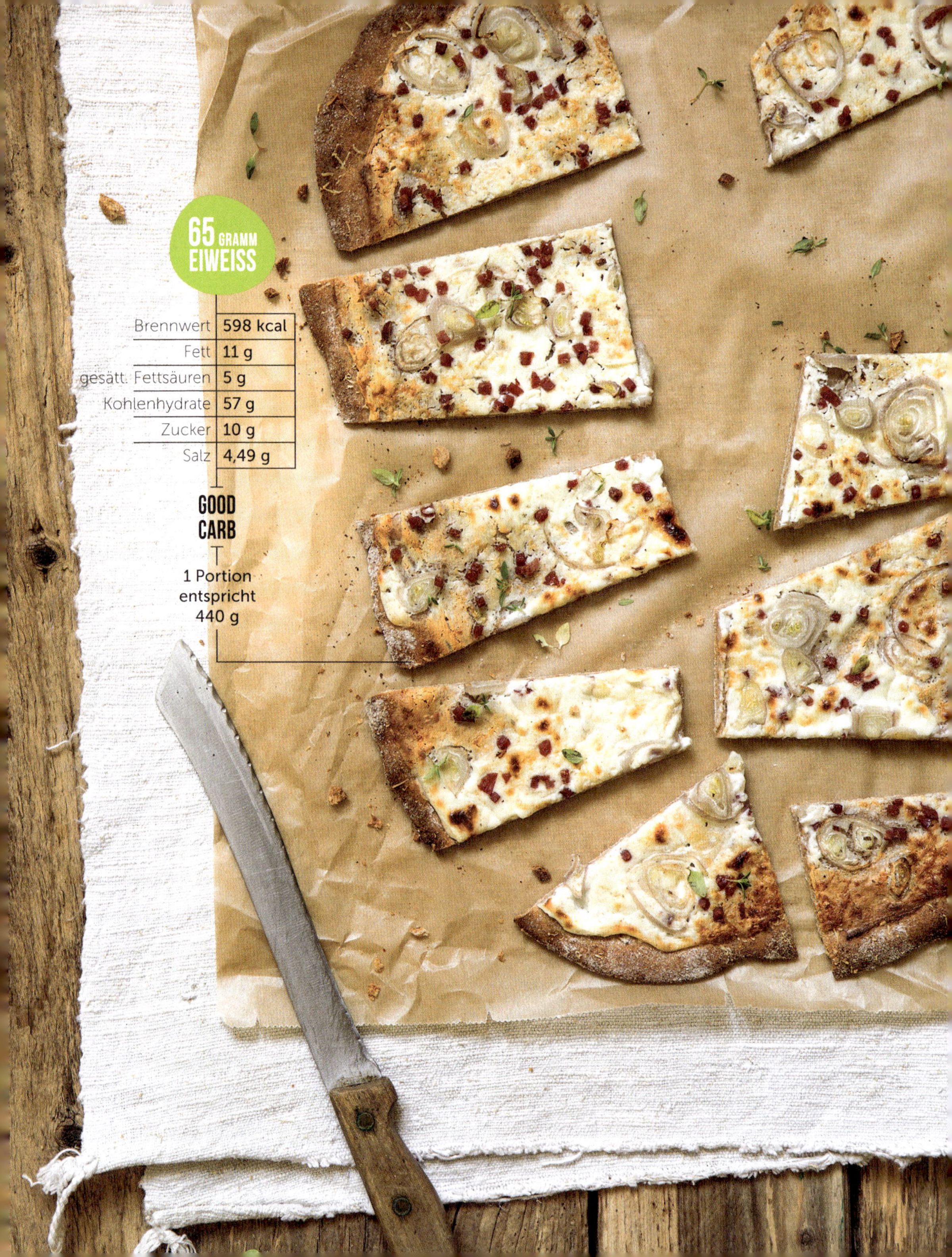

65 GRAMM EIWEISS

Brennwert	598 kcal
Fett	11 g
gesätt. Fettsäuren	5 g
Kohlenhydrate	57 g
Zucker	10 g
Salz	4,49 g

GOOD CARB

1 Portion entspricht 440 g

FLAMMKUCHEN

KLASSISCH

MITTAGESSEN

ZUTATEN FÜR 1 BLECH | 30 MIN

TEIG:

10 g Hefe, frisch
1 Spritzer Reissirup
50 g Good Eggwhites
110 g Magerquark
150 g Dinkelvollkornmehl
½ TL Salz

TOPPING:

6 Schalotten
40 g Parmesan, gerieben
200 g Magerquark
200 g Schinkenwürfel
6 Prisen Pfeffer, schwarz

TEIG:

1. Hefe und Reissirup in einer Rührschüssel gut verquirlen, bis sich die Hefe aufgelöst hat.

2. Good Eggwhites und Magerquark (beides Zimmertemperatur) dazugeben und von der Küchenmaschine mit Knethaken verrühren lassen. Alternative: Mit einem Handrührgerät oder per Hand rühren.

3. Erst 4 EL Mehl hinzufügen und 5 Min. verkneten lassen, dann langsam den Rest des Mehls und das Salz dazugeben. Weitere 5 Min. kneten lassen.

4. Den Teig noch einmal von Hand kneten und zu einer Kugel formen. Etwas Mehl in eine Schüssel füllen, den Teig hineingeben und mit Mehl bestreuen. Mit einem feuchten Tuch abdecken und 30–40 Min. gehen lassen.

TOPPING:

1. Schalotten schälen und in feine Ringe schneiden. Den Parmesan reiben.

2. Den Teig in zwei Hälften teilen und sehr dünn ausrollen. Auf Backblech und Backpapier legen und mit dem Magerquark bestreichen. Mit Zwiebeln, Schinkenwürfeln und Parmesan belegen und mit Pfeffer würzen.

3. Auf höchster Stufe bei Ober- und Unterhitze auf unterster Schiene für etwa 15 Min. backen.

CURRY

TOFU, MANGOLD, SÜSSKARTOFFEL

MITTAGESSEN

VEGGIE

ZUTATEN FÜR 2 PORTIONEN | 25 MIN

- 200 g Tofu
- 2 TL Currypaste, rot
- 2 Süßkartoffeln
- 1 Zwiebel
- 1 Knoblauchzehe
- 200 g Tomaten, gehackt (aus der Dose)
- 1 Prise Kokosblütenzucker
- 1 EL Sesamöl
- 1 EL Kokosöl
- 1 TL Kreuzkümmel
- 2 TL Currypulver
- 1 TL Koriandersamen, gemahlen
- 4 cm Zitronengras
- 50 g Kichererbsen, abgetropft
- 150 g Baby-Mangold
- 150 g Good Eggwhites
- Salz und Pfeffer nach Belieben

1. Den Ofen auf 200 °C Umluft vorheizen.
2. Tofu würfeln und in der Currypaste marinieren. Süßkartoffeln putzen und in der Mitte tief einritzen. Im Ofen backen, bis sie gar sind (je nach Größe zwischen 20 und 50 Minuten).
3. Zwiebel und Knoblauch schälen und mit den abgegossenen Tomaten (Saft auffangen), Kokosblütenzucker und Sesamöl im Mixer pürieren.
4. Kokosöl bei mittlerer Hitze mit den Gewürzen in der Pfanne erhitzen. Tofu darin anbraten und mit dem aufgefangenen Tomatensaft ablöschen. Zitronengras dazugeben (am Ende rausnehmen), und alles 10 Min. auf niedriger Hitze köcheln lassen.
5. Kichererbsen hinzufügen und den gewaschenen Mangold unterheben. 2 Min. bei niedriger Stufe ziehen lassen.
6. Vom Herd nehmen, Good Eggwhites hinzugeben und unter Rühren nochmals erhitzen. Auf den Süßkartoffeln anrichten und mit Salz und Pfeffer abschmecken.

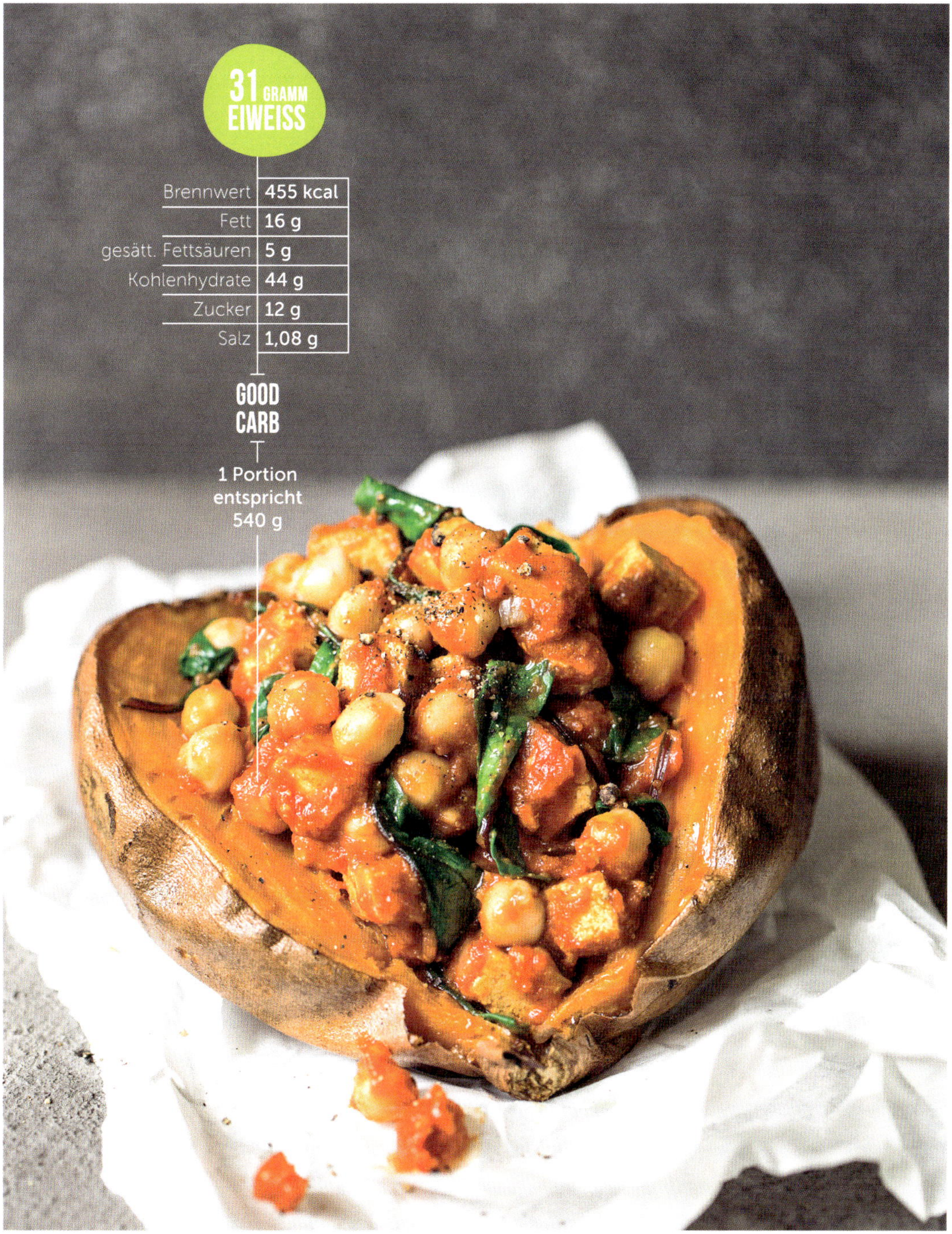

31 GRAMM EIWEISS

Brennwert	455 kcal
Fett	16 g
gesätt. Fettsäuren	5 g
Kohlenhydrate	44 g
Zucker	12 g
Salz	1,08 g

GOOD CARB

1 Portion entspricht 540 g

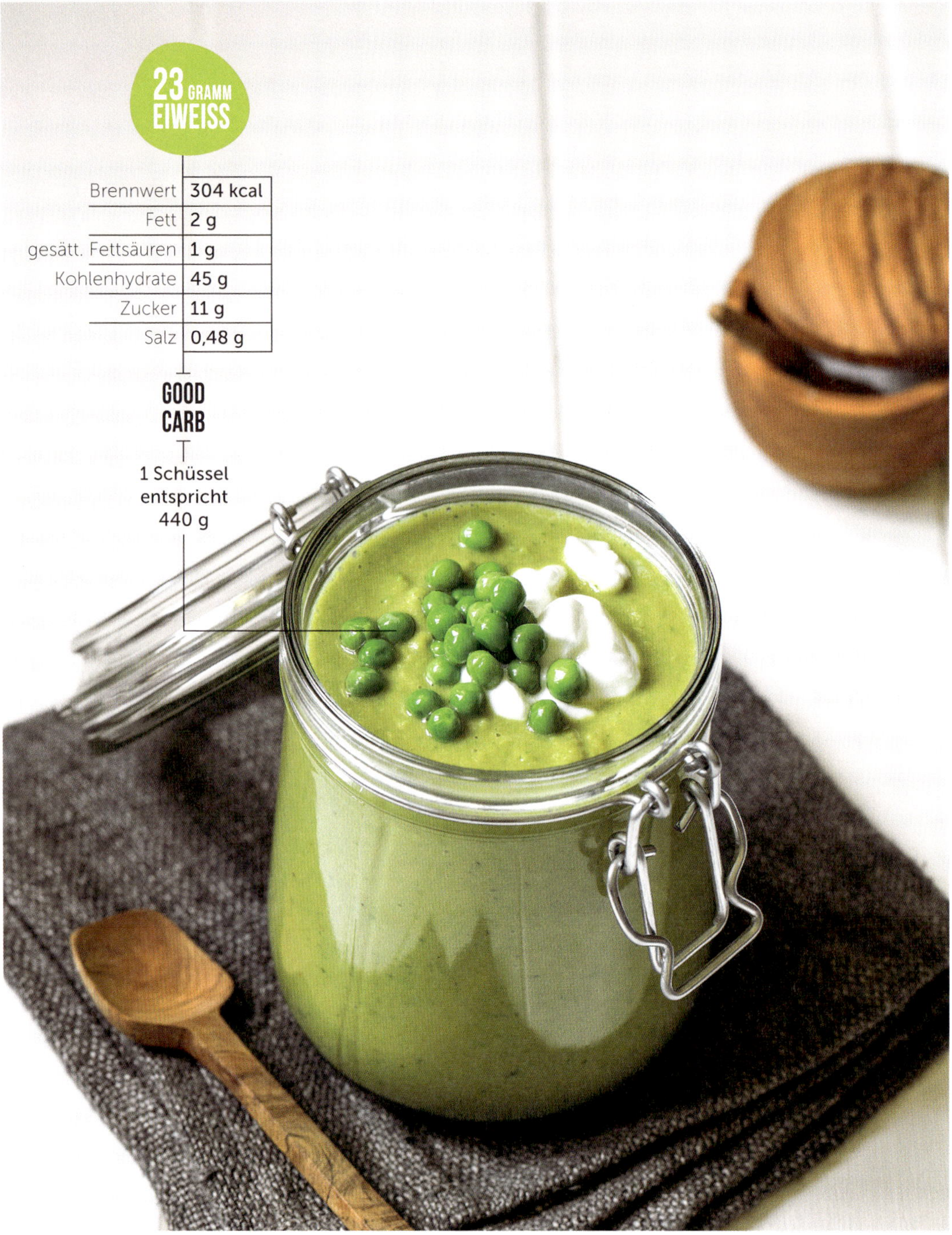

23 GRAMM EIWEISS

Brennwert	304 kcal
Fett	2 g
gesätt. Fettsäuren	1 g
Kohlenhydrate	45 g
Zucker	11 g
Salz	0,48 g

GOOD CARB

1 Schüssel entspricht 440 g

SUPPE

ERBSE, KOKOS, SÜSSKARTOFFEL

MITTAGESSEN

VEGGIE

ZUTATEN FÜR 2 SCHÜSSELN | 15 MIN

- 200 g Süßkartoffeln
- 1 Schalotte
- 1 Scheibe Ingwer
- 1 cm Chilischote, gelb
- 1 gestrichener TL Kokosmus
- 200 ml Kokoswasser
- 2 Prisen Pfeffer, schwarz
- 4 Prisen Salz
- 5 Blättchen Basilikum, frisch
- 230 g Erbsen, TK
- 175 g Good Eggwhites
- 50 g Skyr

1. Die Kartoffeln schälen. Schalotte, Ingwer und Chili hacken.
2. Das Kokosmus in einen Topf geben und bei mittlerer Hitze 2 Min. anschwitzen. Kartoffeln, Schalotte, Ingwer und Chili zugeben.
3. Mit Kokoswasser aufgießen, Gewürze zugeben und 6 Min. zugedeckt köcheln lassen.
4. Basilikum und 200 g Erbsen dazugeben, vom Herd nehmen und sehr fein zu Brei pürieren.
5. Good Eggwhites hinzufügen und noch einmal pürieren.
6. Den Rest der Erbsen (30 g) dazugeben und kurz auf dem Herd bei mittlerer Hitze erhitzen, bis die Suppe andickt.
7. Die Suppe anrichten und Skyr darüber geben. Fertig!

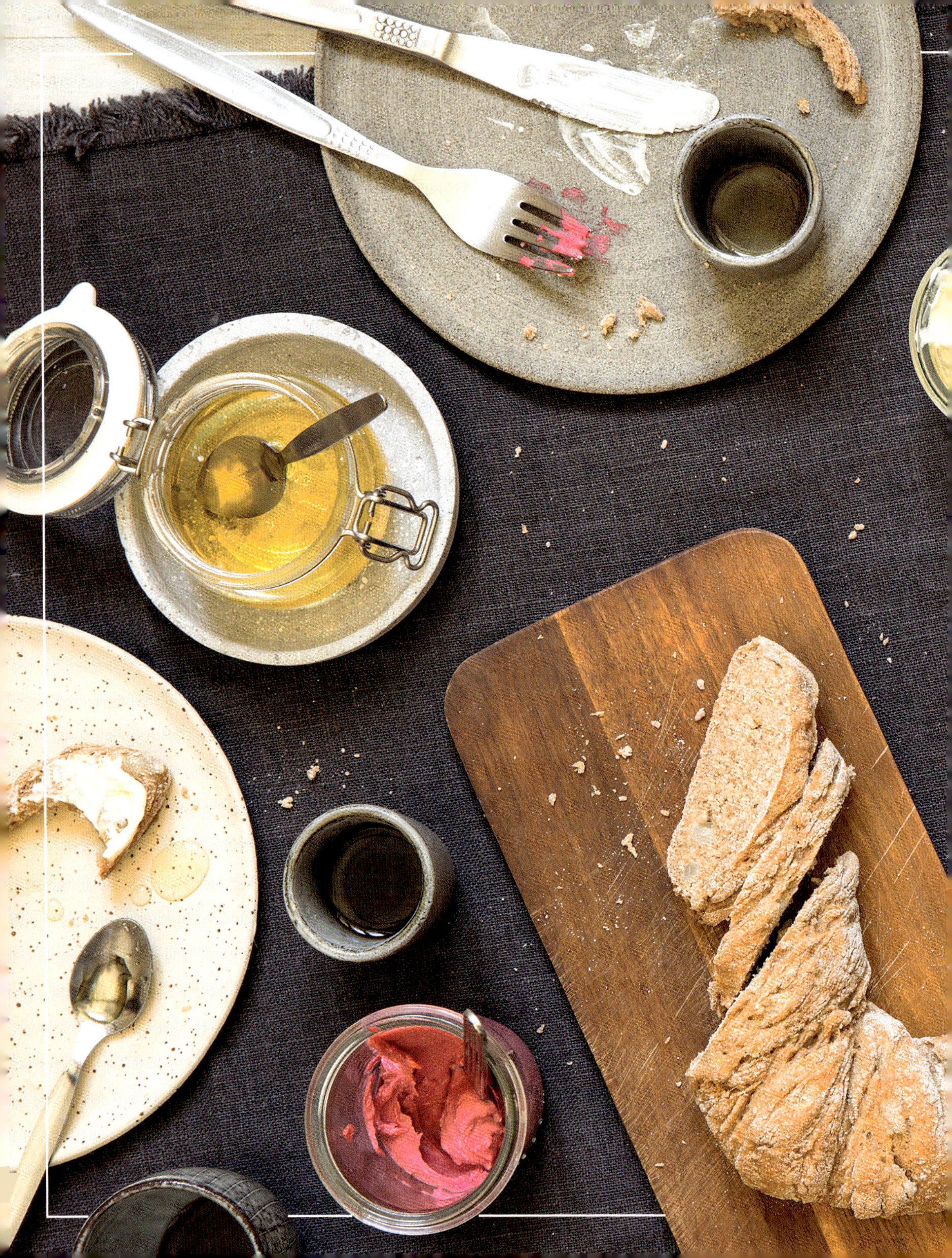

SNACKS

REVIVE YOUR POWER

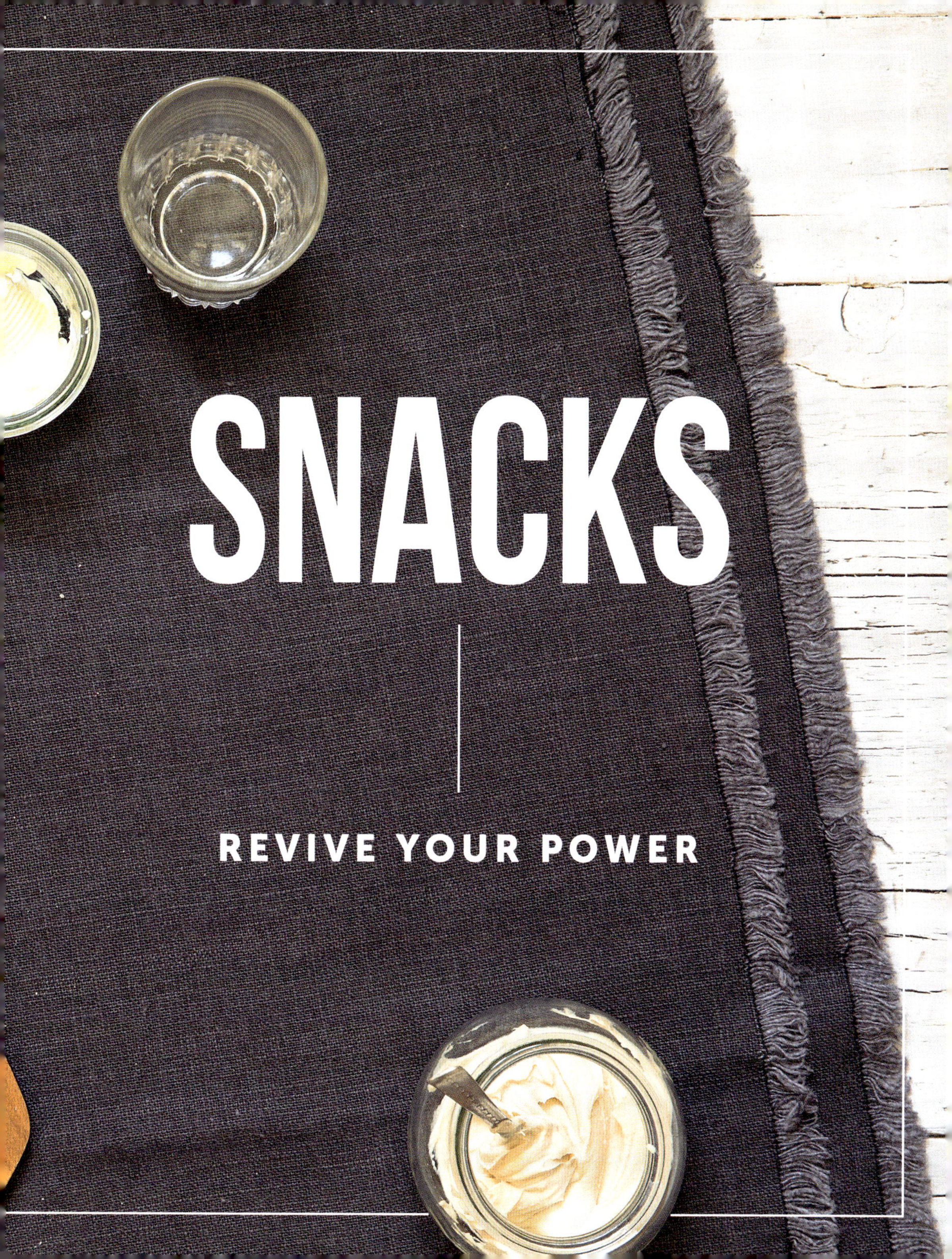

SHAKE

JOGHURT, GEMISCHTE BEEREN

SNACK

VEGGIE

ZUTATEN FÜR 1 SHAKE | 5 MIN

- 1 gehäufter TL Leinsamen
- 1 EL Wasser
- 1 Msp. Vanille, gemahlen
- 100 g Magermilchjoghurt
- 100 g Good Eggwhites
- 100 g Beeren-Mix, TK oder frisch
- 1 gehäufter TL Bio-Erythrit

1. Leinsamen im Wasser etwa 5 Min. einweichen.
2. Zunächst die flüssigen Zutaten in den Mixer geben, dann die restlichen Zutaten hinzufügen.
3. Etwa 10 Sekunden mixen und anschließend gleich in ein Glas umfüllen.

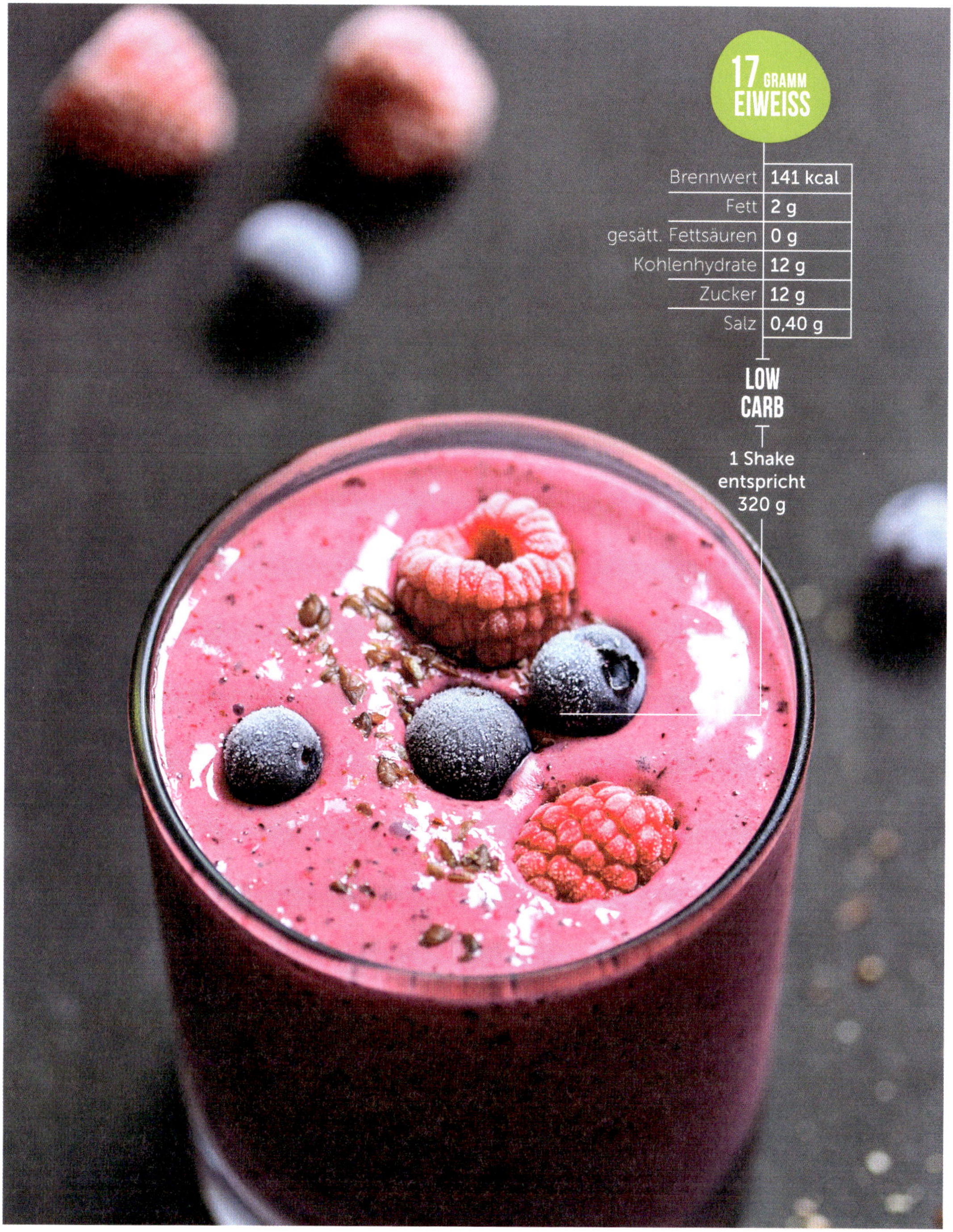

17 GRAMM EIWEISS

Brennwert	141 kcal
Fett	2 g
gesätt. Fettsäuren	0 g
Kohlenhydrate	12 g
Zucker	12 g
Salz	0,40 g

LOW CARB

1 Shake entspricht 320 g

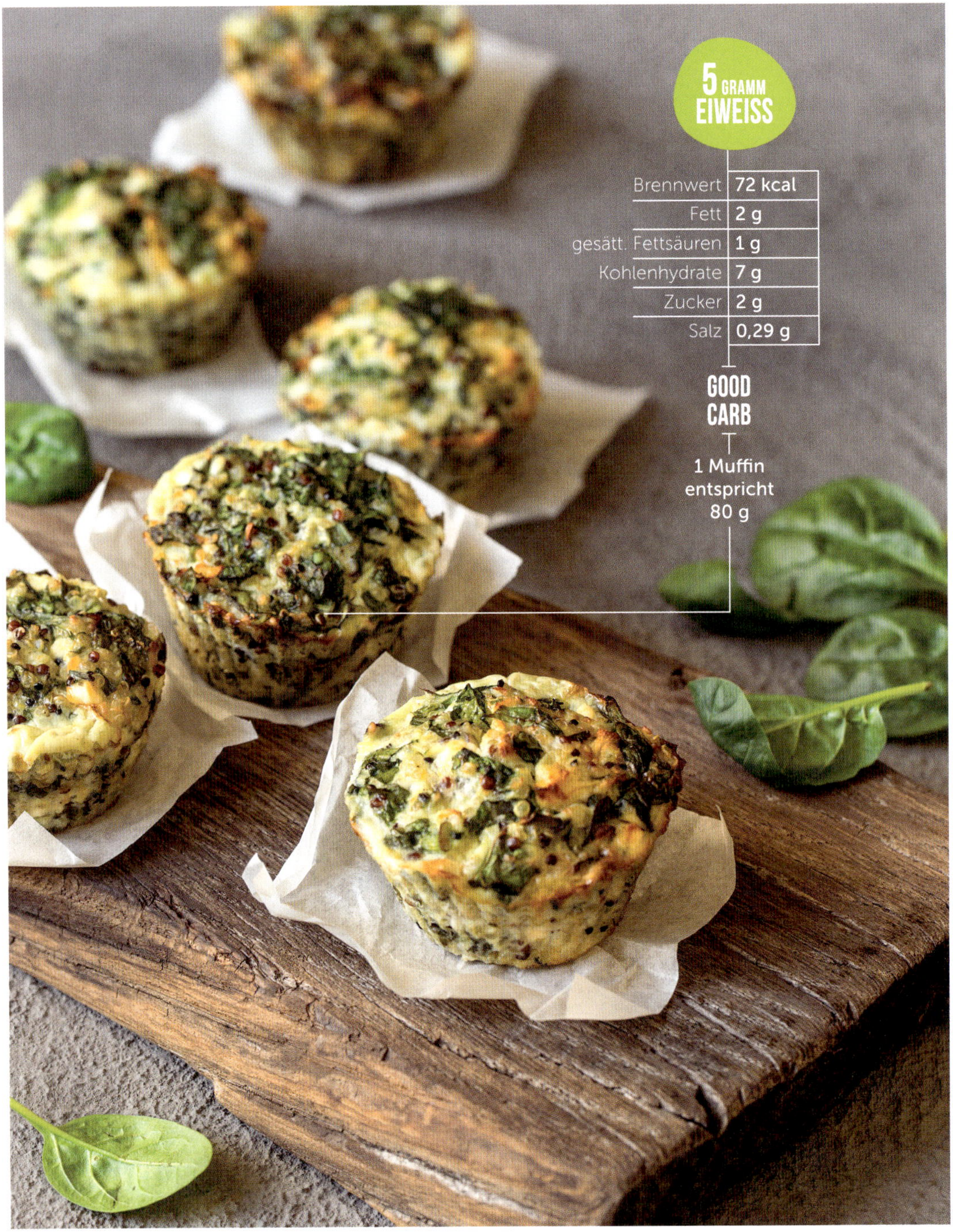

5 GRAMM EIWEISS

Brennwert	72 kcal
Fett	2 g
gesätt. Fettsäuren	1 g
Kohlenhydrate	7 g
Zucker	2 g
Salz	0,29 g

GOOD CARB

1 Muffin entspricht 80 g

MUFFINS

SPINAT, QUINOA, FETA

SNACK

VEGGIE

ZUTATEN FÜR 6 MUFFINS | 45 MIN

- 45 g Feta, light
- 45 g Spinat, frisch
- 75 g Apfel
- 15 g Schnittlauch, frisch
- 100 g Quinoa, gekocht
- 20 g Haferflocken, zart
- 100 g Good Eggwhites
- 50 g Coco Cuisine
- 2 Prisen Salz
- 3 Prisen Pfeffer, schwarz

1. Ofen auf 200 °C Ober-/Unterhitze vorheizen.
2. Feta in kleine Würfel schneiden, Spinat waschen, abtropfen lassen und klein schneiden. Apfel entkernen und fein raspeln. Schnittlauch in feine Röllchen schneiden.
3. Quinoa und Haferflocken miteinander vermischen. Good Eggwhites und Coco Cuisine, Feta, Schnittlauch, Spinat und Apfel zum Teig hinzufügen.
4. Mit Salz und Pfeffer abschmecken.
5. Zuletzt den Teig in 6–8 Silikonförmchen füllen und bei 200 °C circa 15–20 Min. backen.

BROT

QUARK, ZWIEBEL

SNACK

VEGGIE

ZUTATEN FÜR 2 KLEINE BROTE | 30 MIN

- 60 ml Wasser
- ½ TL Reissirup
- 25 g Hefe, frisch
- 150 g Zwiebeln
- 175 g Good Eggwhites
- 100 g Magerquark
- 410 g Dinkelvollkornmehl
- 1 gehäufter TL Guakernmehl
- 2 Prisen Salz

1. 50 ml handwarmes Wasser, Reissirup und Hefe mit dem Schneebesen gut verrühren. Mit einem Geschirrtuch abgedeckt 10 Min. gehen lassen. Die Zwiebeln schälen, würfeln und mit 10 ml Wasser bei niedriger Temperatur glasig dünsten.

2. Good Eggwhites, Quark, 400 g Mehl, Guakernmehl und Salz in eine Rührschüssel geben. Zusammen mit der angesetzten Hefe in der Küchenmaschine, per Handrührgerät oder mit der Hand 10 Min. verkneten. Zum Schluss die Zwiebeln untermengen. Den Teig mit einem feuchten Geschirrtuch abdecken und 60 Min. an einem warmen Ort gehen lassen.

3. Etwas Mehl auf die Arbeitsfläche und den Teig geben. Aus dem Teig zwei Rollen formen, diese jeweils etwas um sich selbst drehen und auf der Oberseite mehrmals circa 1 cm tief einritzen.

4. Den Ofen auf 220 °C Ober-/Unterhitze vorheizen und auf die unterste Schiene ein Schälchen mit heißem Wasser stellen. Die Brote auf ein mit Backpapier ausgelegtes Backblech legen und kurz gehen lassen.

5. Die Brote auf der zweiten Schiene für 15–20 Min. backen. Nach 10 Min. das Wasser aus dem Ofen nehmen.

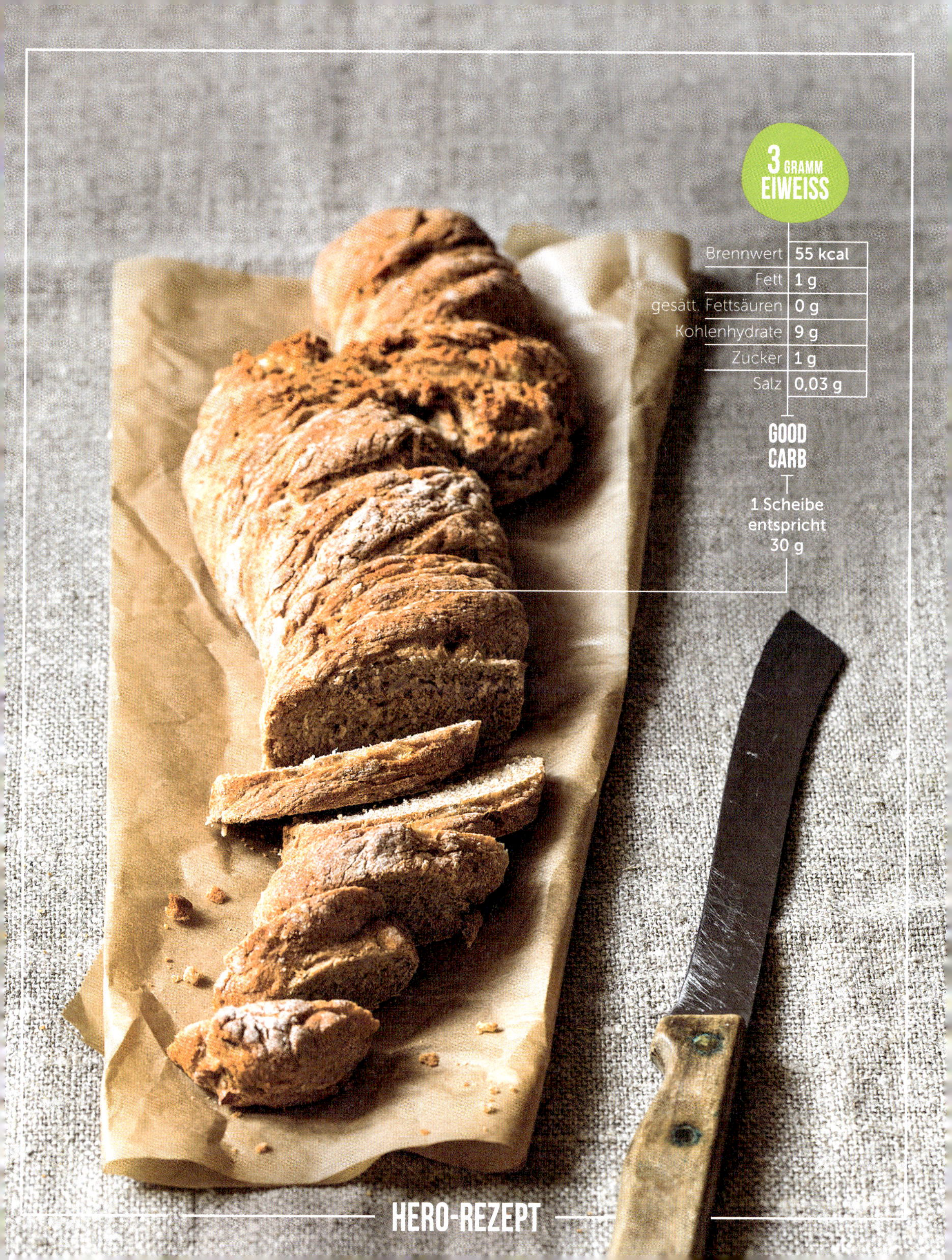

3 GRAMM EIWEISS

Brennwert	55 kcal
Fett	1 g
gesätt. Fettsäuren	0 g
Kohlenhydrate	9 g
Zucker	1 g
Salz	0,03 g

GOOD CARB

1 Scheibe entspricht 30 g

HERO-REZEPT

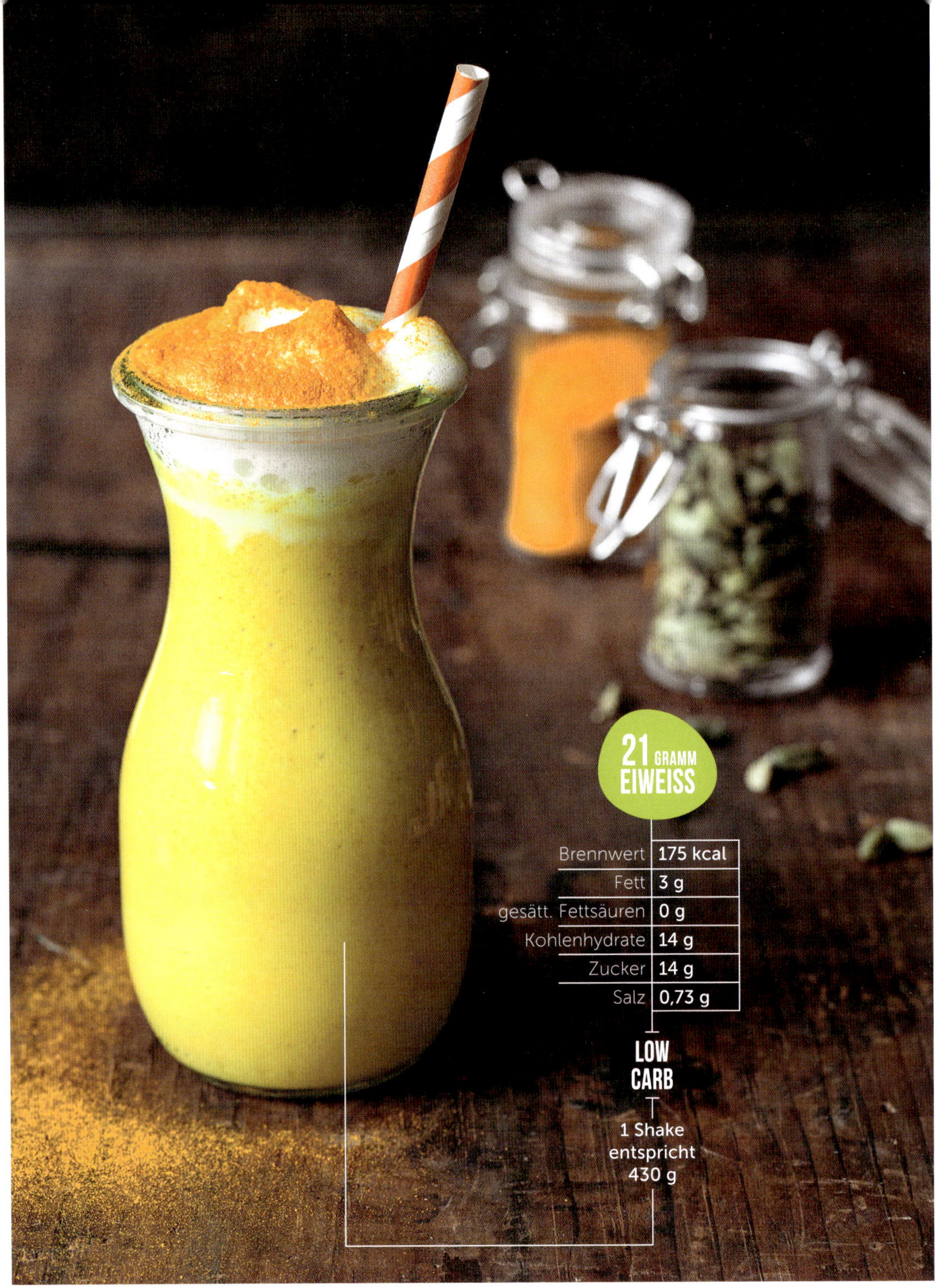

21 GRAMM EIWEISS

Brennwert	175 kcal
Fett	3 g
gesätt. Fettsäuren	0 g
Kohlenhydrate	14 g
Zucker	14 g
Salz	0,73 g

LOW CARB

1 Shake entspricht 430 g

SHAKE

GOLDENE MILCH

SNACK

VEGGIE

ZUTATEN FÜR 1 SHAKE | 8 MIN

- 2 Pfefferkörner
- 6 Kardamomsamen
- ½ Zitrone
- 3 Scheiben Ingwer
- ½ gestrichener TL Zimt
- ½ gestrichener TL Kurkuma
- 1 TL Reissirup
- 150 g Mandelmilch, ungesüßt
- 70 g Milch, fettarm
- 150 g Good Eggwhites

1. Pfefferkörner und Kardamom im Mörser zerstoßen.

2. Die halbe Zitrone auspressen.

3. Zitrone, Ingwerscheiben, alle Gewürze (auch Kardamom und Pfeffer), den Sirup und die Mandelmilch in einem Topf auf niedriger Stufe für 3 Min. erhitzen. Anschließend die Gewürzmilch vom Herd nehmen und 2 Min. ziehen lassen.

4. In der Zwischenzeit die Kuhmilch aufschäumen und in ein Glas geben. Mit dem Schneebesen das Good Eggwhites in die Gewürzmilch einrühren, den Ingwer aussieben und die Gewürzmilch langsam auf den Milchschaum gießen.

CHIPS

HARZER KÄSE

SNACK

VEGGIE

ZUTATEN FÜR 1 SCHÜSSEL | 7 MIN

40 g Good Eggwhites
2 Prisen Paprikapulver
3 Prisen Pfeffer, schwarz
60 g Harzer Käse

1. Den Ofen auf 200 °C Umluft vorheizen.
2. Good Eggwhites mit Paprikapulver und Pfeffer in der Schüssel verrühren. Den Harzer Käse in sehr feine Scheiben schneiden, zum Good Eggwhites geben und alles vorsichtig vermengen.
3. Die Scheiben auf ein mit Backpapier ausgelegtes Blech legen und die übrige Eiklarmasse mit einem Löffel auf die Käsescheiben geben.
4. Das Blech vorsichtig in den Ofen schieben und die Ofentür einen Spalt geöffnet lassen. Für 12–15 Min. backen.
5. Nach dem Backen sofort mit einem großen Messer in Rauten schneiden und abkühlen lassen.

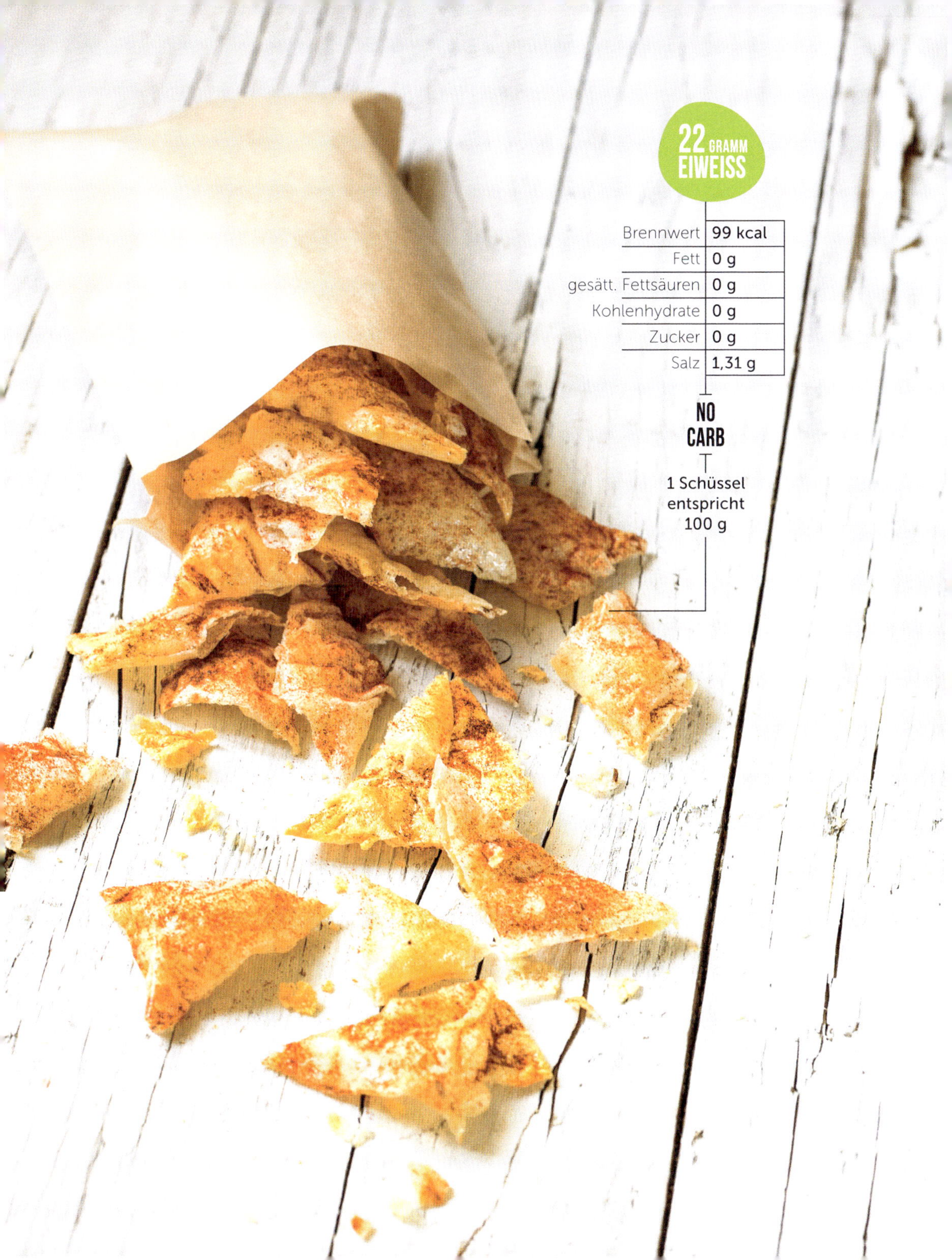

22 GRAMM EIWEISS

Brennwert	99 kcal
Fett	0 g
gesätt. Fettsäuren	0 g
Kohlenhydrate	0 g
Zucker	0 g
Salz	1,31 g

NO CARB

1 Schüssel entspricht 100 g

12 GRAMM EIWEISS

Brennwert	150 kcal
Fett	2 g
gesätt. Fettsäuren	0 g
Kohlenhydrate	21 g
Zucker	1 g
Salz	0,16 g

GOOD CARB

1 Muffin entspricht 120 g

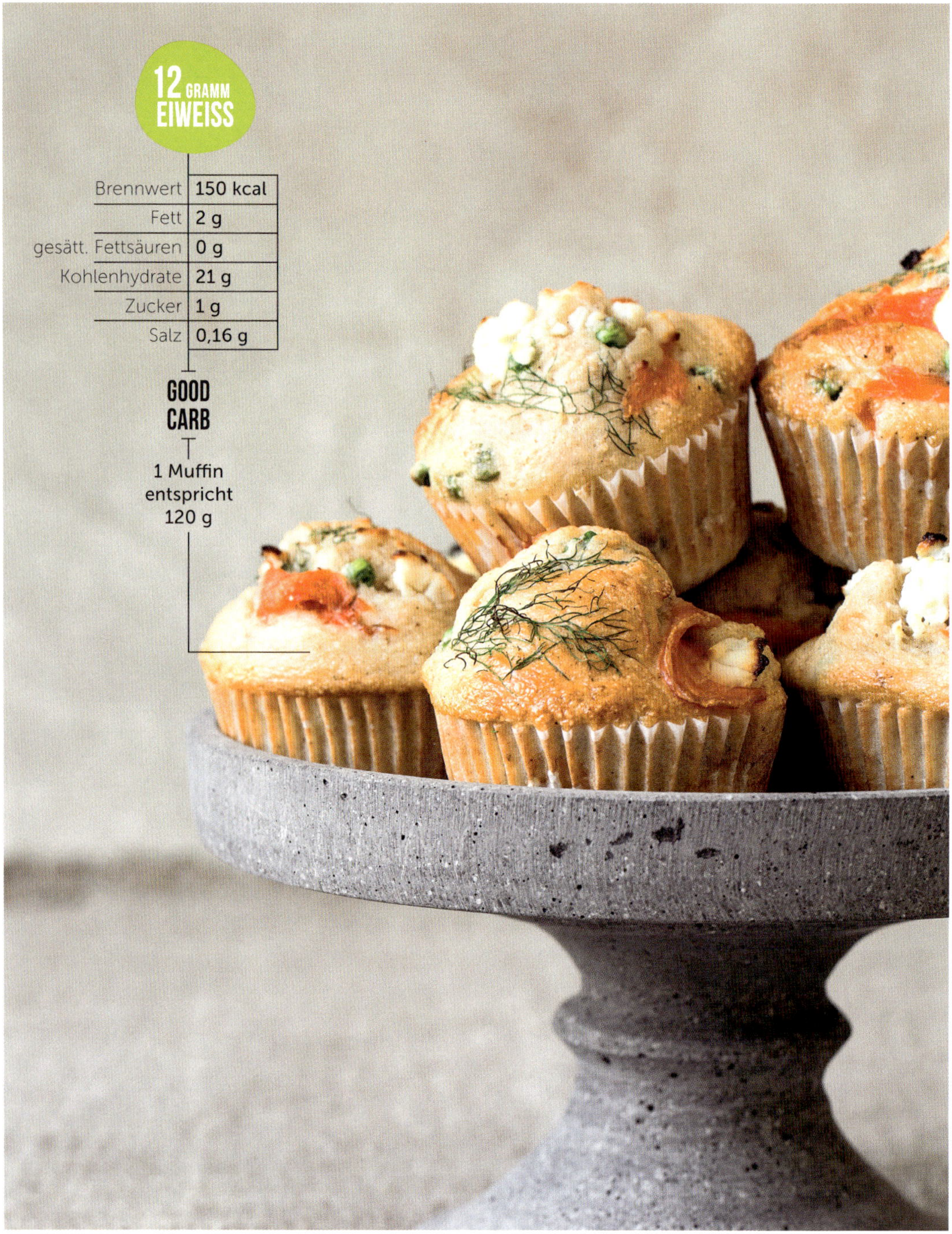

MUFFINS

DINKELGRIESS, LACHS, ERBSE

SNACK

ZUTATEN FÜR 6 MUFFINS | 8 MIN

- 100 g Vollkorndinkelgrieß
- 70 g Dinkelmehl, Typ 1050
- 1 TL Pfeilwurzelstärke
- 4 g Backpulver
- 2 Prisen Salz
- 1 Msp. Pfeffer, schwarz
- 100 g Magerquark
- 125 g Good Eggwhites
- 125 g Mandelmilch, ungesüßt
- 70 g Erbsen, TK
- 1 Stängel Dill, frisch
- 100 g Wildlachs, geräuchert
- 40 g Ziegenfrischkäse

1. Ofen auf 200 °C Ober-/Unterhitze vorheizen.
2. Die trockenen Zutaten vermischen und anschließend Quark, Good Eggwhites und Mandelmilch dazugeben.
3. Zuletzt die Erbsen und den klein gehackten Dill unter den Teig heben.
4. Muffinformen einfetten (kein Papier verwenden) und den Teig mit Lachs und Frischkäse geschichtet bis zum Rand auffüllen. Mit dem Teig beginnen.
5. 20–25 Min. backen.

KNUSPERSTANGEN

CHIA, DINKEL, SCHINKEN

SNACK

ZUTATEN FÜR 14 KLEINE STANGEN | 10 MIN

4 Prisen Pfeffer, schwarz
50 g Magerquark
1 gestrichener TL Backpulver
60 g Good Eggwhites
1 gehäufter TL Flohsamenschalen
2 Prisen Salz
100 g Dinkelvollkornmehl
1 TL Kokosöl
10 g Chiasamen
20 g Schinkenwürfel

1. Alle Zutaten (außer Kokosöl, Chiasamen und Schinkenwürfel) miteinander verkneten.
2. Die Finger ölen und 14 Stangen formen, zwirbeln und auf ein mit Backpapier ausgelegtes Backblech legen.
3. Mit Schinkenwürfeln und Chia bestreuen und vorsichtig festdrücken.
4. Bei 220 °C Ober-/Unterhitze (bitte vorheizen) für 10 Min. backen.

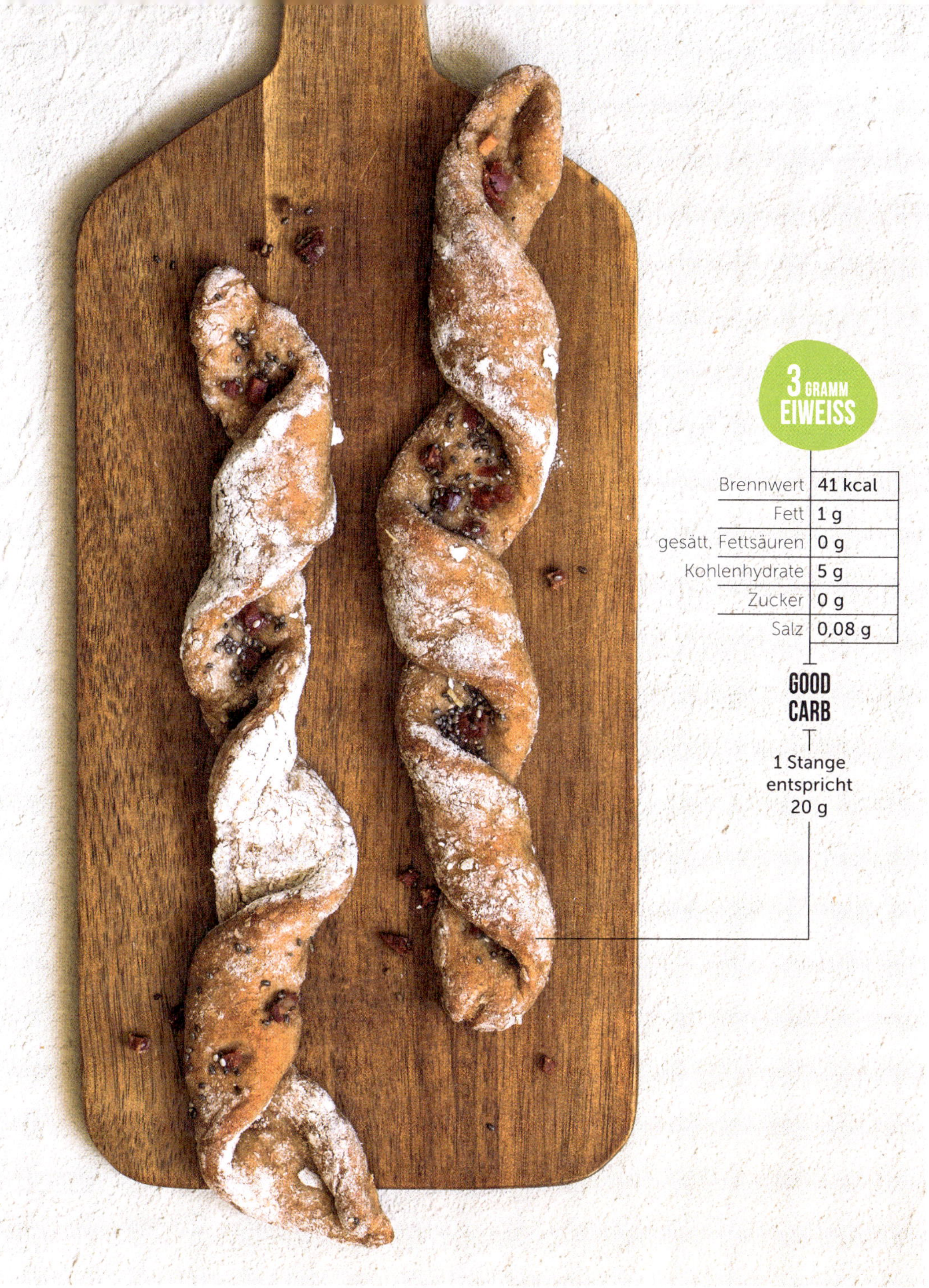

3 GRAMM EIWEISS

Brennwert	41 kcal
Fett	1 g
gesätt. Fettsäuren	0 g
Kohlenhydrate	5 g
Zucker	0 g
Salz	0,08 g

GOOD CARB

1 Stange entspricht 20 g

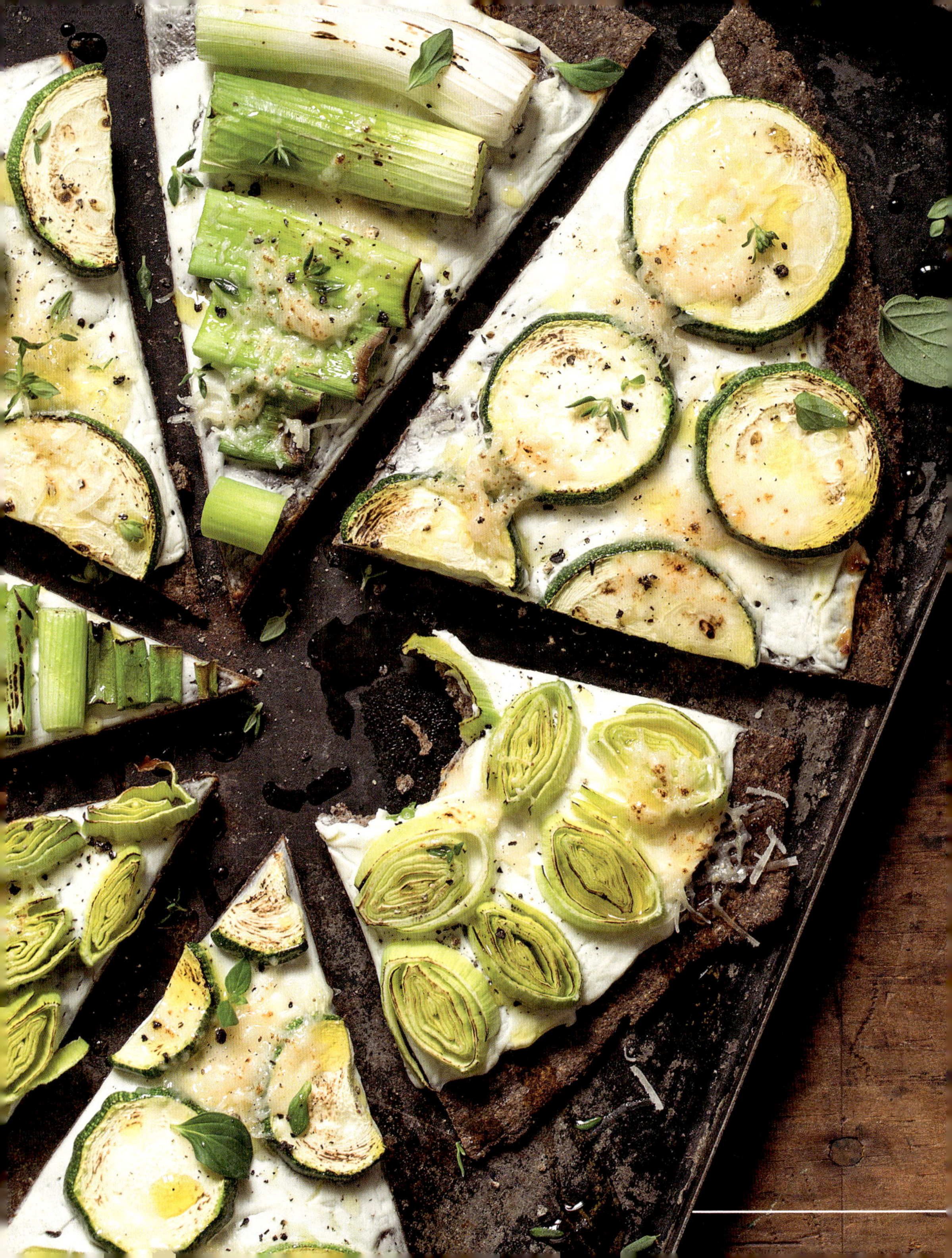

ABEND ESSEN

PREPARE FOR SLEEP

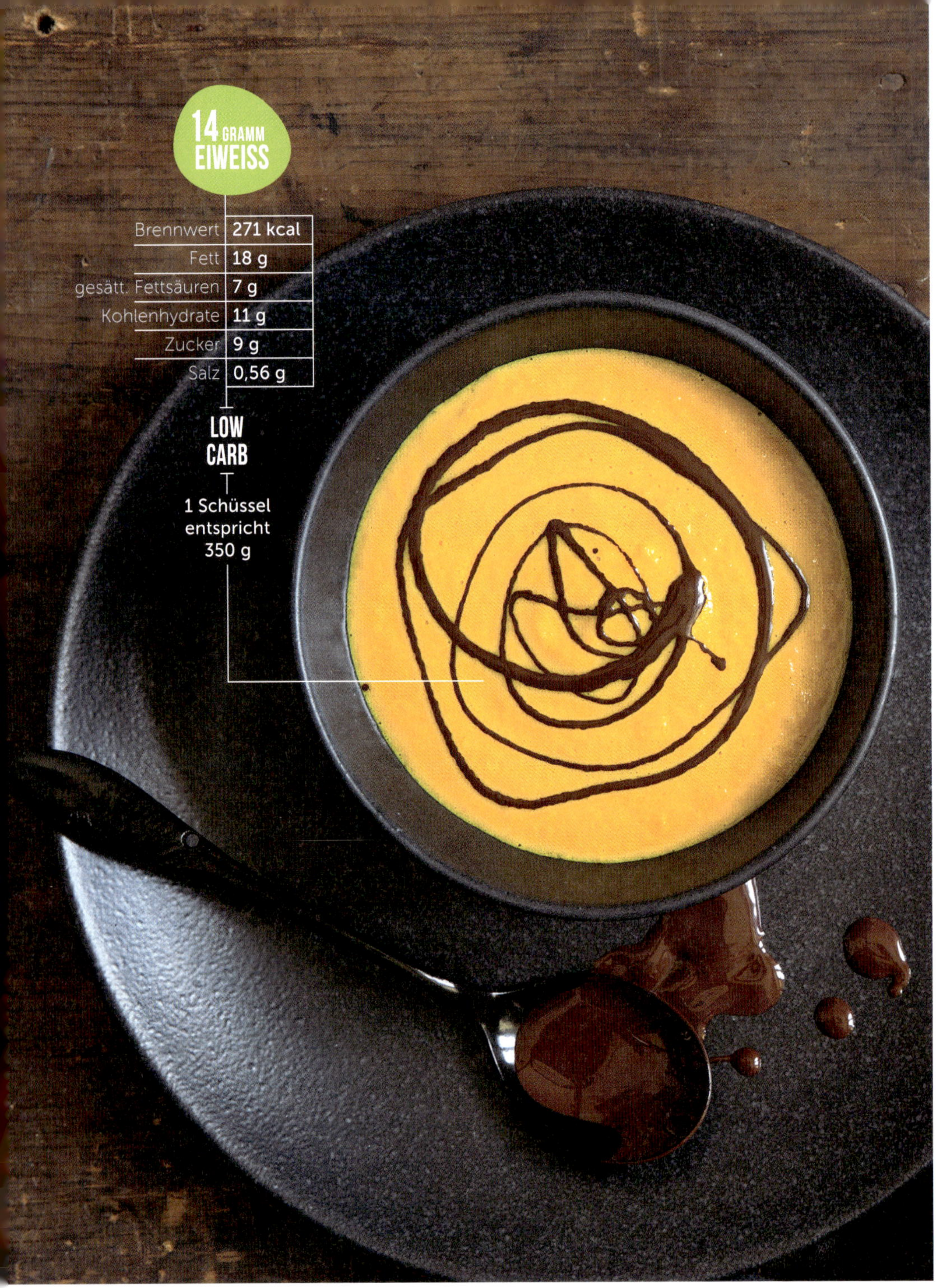

14 GRAMM EIWEISS

Brennwert	271 kcal
Fett	18 g
gesätt. Fettsäuren	7 g
Kohlenhydrate	11 g
Zucker	9 g
Salz	0,56 g

LOW CARB

1 Schüssel entspricht 350 g

SUPPE

MÖHRE, SCHOKOLADE, KOKOS

ABENDESSEN

VEGGIE

ZUTATEN FÜR 1 SCHÜSSEL | 25 MIN

- 80 g Möhren
- 35 g Schalotten
- ½ TL Kokosöl
- 1 Msp. Cayennepfeffer
- 100 ml Gemüsefond
- 40 g Coco Cuisine
- 1 TL Erdnussmus
- 70 g Good Eggwhites
- 10 g Schokolade, 85% Kakaoanteil

1. Möhren und Schalotten schälen und klein schneiden.
2. Kokosöl in einem Topf erwärmen und die Möhren und Schalotten scharf anbraten. Cayennepfeffer hinzufügen und das Ganze mit Gemüsefond ablöschen.
3. Möhren bissfest einköcheln lassen. Coco Cuisine und Erdnussmus hinzufügen und kurz aufkochen lassen.
4. Die Suppe vom Herd nehmen, abkühlen lassen und das Good Eggwhites hinzufügen. Alles vermischen.
5. Schokolade im Wasserbad schmelzen.
6. Suppe in eine Schüssel füllen und mit der Schokolade verzieren.

OMELETTE

SPINAT, RICOTTA

ABENDESSEN

VEGGIE

ZUTATEN FÜR 1 OMELETTE | 20 MIN

100 g Spinat, frisch
40 g Ricotta
240 g Good Eggwhites
1 EL Sprudelwasser
Salz nach Wunsch
1 TL Bratöl
2 Prisen Pfeffer, schwarz
Pfeffer aus der Mühle

1. Den Ofen auf 180 °C vorheizen.

2. Den Spinat gründlich waschen, Ricotta in Stücke schneiden. Good Eggwhites, Sprudelwasser und Salz in einer Rührschüssel mit einer Gabel verquirlen.

3. Bratöl in die Pfanne geben, mit einem Backpinsel verteilen und gut erhitzen. Den tropfnassen Spinat in die Pfanne geben, salzen und pfeffern und auf hoher Stufe circa 3–4 Min. zusammenfallen lassen. Eventuell etwas Wasser nachgießen.

4. Die Herdplatte auf mittlere Hitze herunterschalten. Good Eggwhites in die Pfanne gießen und gleichmäßig bis zum Pfannenrand verteilen. 7–8 Min. stocken lassen und eventuell entstehende Luftblasen mit einer Gabel aufstechen.

HINWEIS: Die Oberfläche des Omelettes wird erst beim nächsten Schritt im Ofengrill schön fest und braun.

5. Die Pfanne mit dem Omelette auf die obere Schiene in den Ofen stellen und etwa 3–4 Min. garen. Die Oberfläche soll schön kross und braun sein. Die Pfanne aus dem Ofen nehmen.

6. Das Omelette mit einem Pfannenwender herausnehmen und mit frisch gemahlenem Pfeffer bestreuen. Kurz ruhen lassen und zum Schluss mit Ricotta belegen.

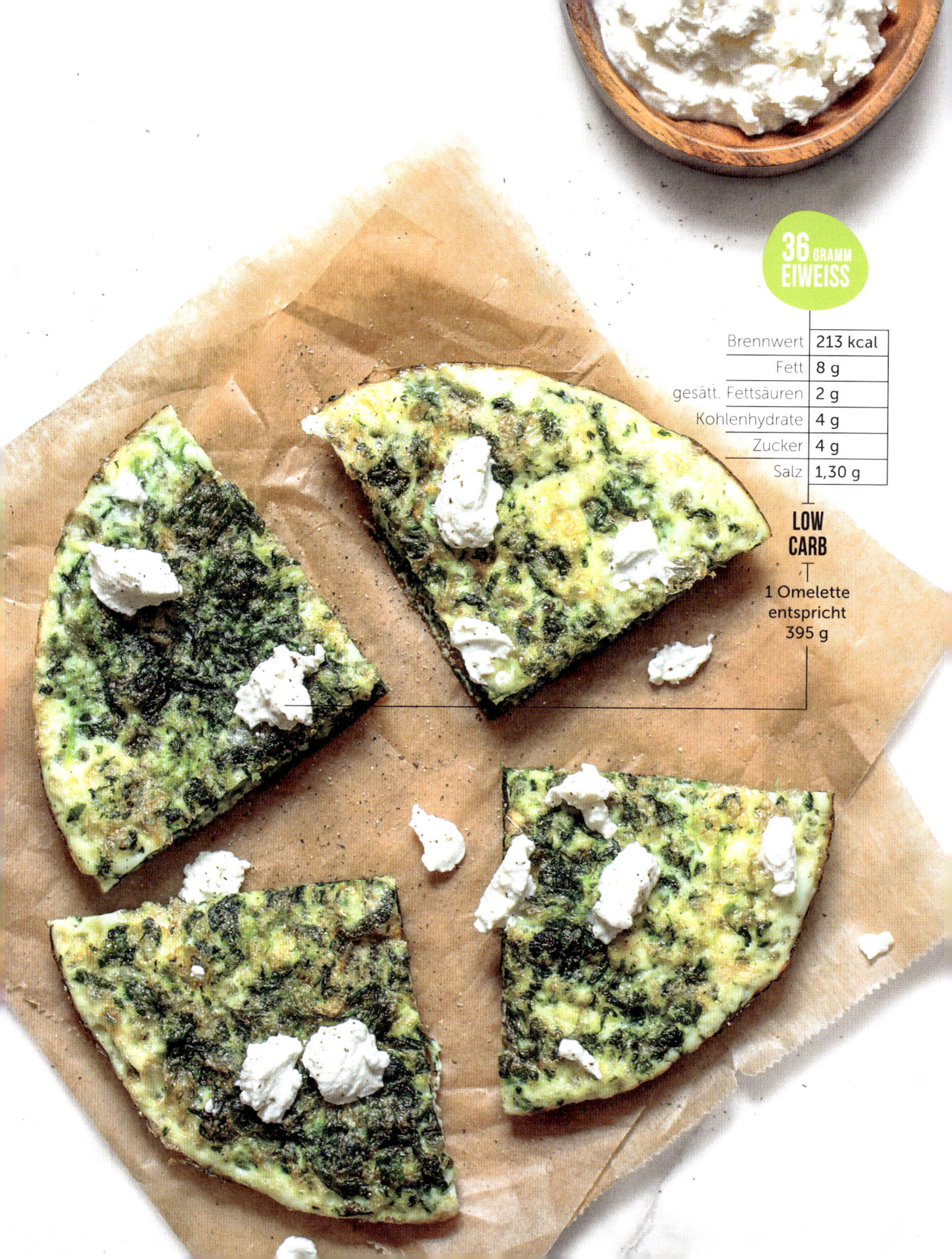

36 GRAMM EIWEISS

Brennwert	213 kcal
Fett	8 g
gesätt. Fettsäuren	2 g
Kohlenhydrate	4 g
Zucker	4 g
Salz	1,30 g

LOW CARB

1 Omelette entspricht 395 g

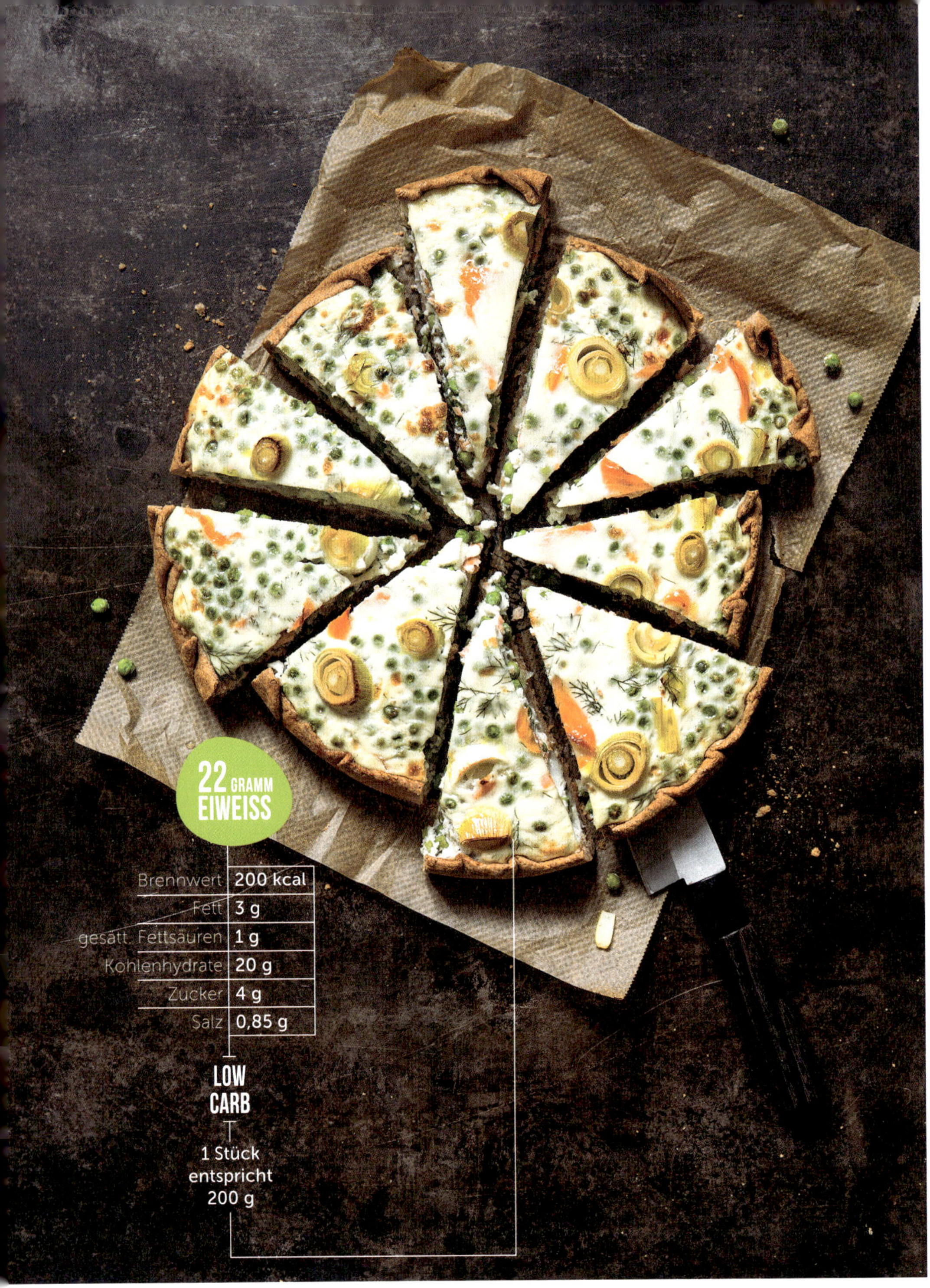

22 GRAMM EIWEISS

Brennwert	200 kcal
Fett	3 g
gesätt. Fettsäuren	1 g
Kohlenhydrate	20 g
Zucker	4 g
Salz	0,85 g

LOW CARB

1 Stück entspricht 200 g

QUICHE

LACHS, DILL, ERBSE

ABENDESSEN

ZUTATEN FÜR 1 QUICHE | 20 MIN

FÜLLUNG:

300 g Frischkäse (0,2 % Fett)
400 g Good Eggwhites
½ TL Salz
1 TL Pfeffer, schwarz
2 Stängel Dill, frisch
1 TL Wasabi, Tube
1 Stange Lauch
350 g Erbsen, TK
150 g Wildlachs, geräuchert

TEIG:

150 g Dinkelvollkornmehl
80 g Good Eggwhites
5 g Backpulver
1 EL Olivenöl
2 Prisen Salz

FÜLLUNG:

1. Den Frischkäse, Good Eggwhites, Salz, Pfeffer, den klein gehackten Dill und den Wasabi in einer Schüssel mit einem Schneebesen gut verquirlen.

2. Lauch putzen und in Scheiben schneiden.

TEIG UND FERTIGSTELLUNG:

1. Dinkelvollkornmehl, Good Eggwhites, Backpulver, Öl und Salz verkneten. Die Arbeitsfläche und den Teig mit etwas Mehl bestreuen.

2. Den Teig auf der Arbeitsfläche ausrollen, bis er auf jeder Seite circa 3 cm größer ist als die Springform.

3. Den Ofen auf 220 °C Ober-/Unterhitze vorheizen. Den Boden der Springform mit Backpapier auslegen und erst danach den Ring aufspannen. Den Teig in die Form legen, und den Rand leicht an der Springform festdrücken.

4. Zwei Drittel des Belags (Lauch, Erbsen und Lachs) in die Form schichten, Good-Eggwhites-Füllung hinzugeben und das restliche Drittel des Belags auf der Quiche verteilen.

5. Die Quiche für etwa 55 Min. backen – am Ende eventuell mit Alufolie abdecken.

CRÊPE

ZIEGENKÄSE, APFEL, SCHNITTLAUCH

ABENDESSEN

VEGGIE

ZUTATEN FÜR 1 CRÊPE | 45 MIN

TEIG:

75 g Dinkelvollkornmehl
4 g Flohsamenschalen
1 Prise Salz
30 g Good Eggwhites
15 g Apfelmark

BELAG:

30 g Ziegenfrischkäse
30 g Apfel
30 g Apfelmark
1 EL Schnittlauch, gehackt

TEIG:

1. Mehl mit Flohsamenschalen und Salz vermischen. Good Eggwhites und Apfelmark unterrühren und den Teig sofort verkneten (er ist etwas klebrig). Masse zu einer Kugel formen und circa 30 Min. im Kühlschrank abkühlen lassen.

2. Anschließend den Teig auf ein Backpapier legen und mit Frischhaltefolie bedecken. Erst mit den Händen flach zu einem Kreis drücken, danach dünn ausrollen – bis zu einem Durchmesser einer 20er-Kuchenform.

BELAG:

1. Den Ziegenfrischkäse und den gewaschenen, entkernten Apfel in dünne Scheiben schneiden.

2. Bei der Teigscheibe einen Rand von circa 2 cm lassen. Erst das Apfelmark auf dem Teig verteilen, dann mit Ziegenkäse und mit Äpfeln belegen. Zum Schluss den Teigrand umklappen (siehe Foto).

3. Bei 180 °C Ober-/Unterhitze für etwa 10 Min. backen.

4. Zuletzt den Schnittlauch über den Crêpe streuen.

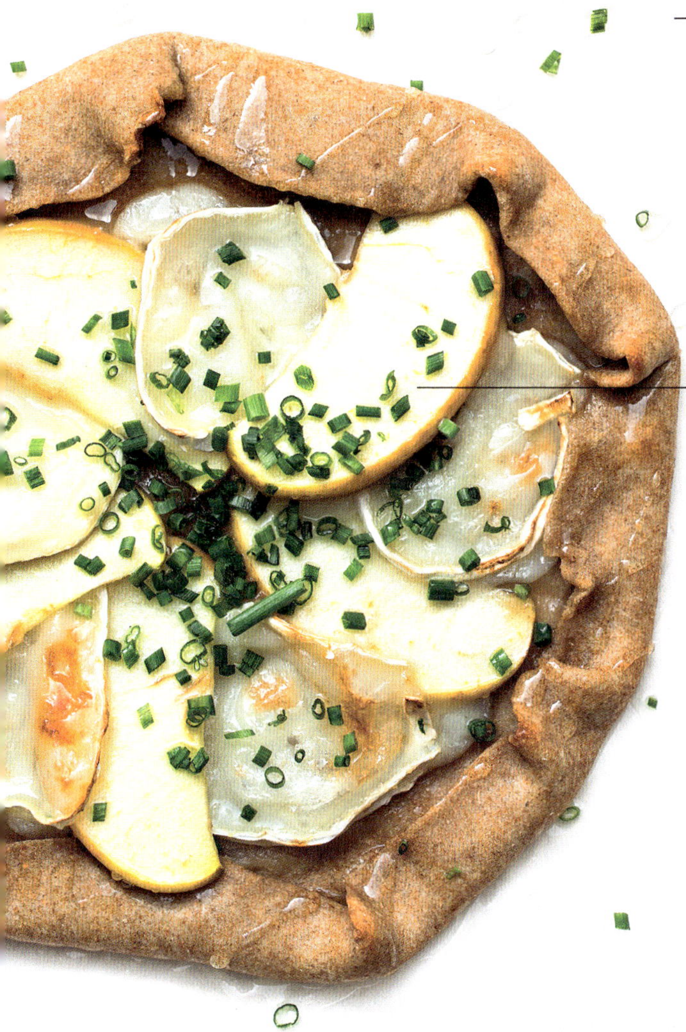

17 GRAMM EIWEISS

Brennwert	361 kcal
Fett	4 g
gesätt. Fettsäuren	1 g
Kohlenhydrate	60 g
Zucker	14 g
Salz	0,22 g

GOOD CARB

1 Crêpe entspricht 220 g

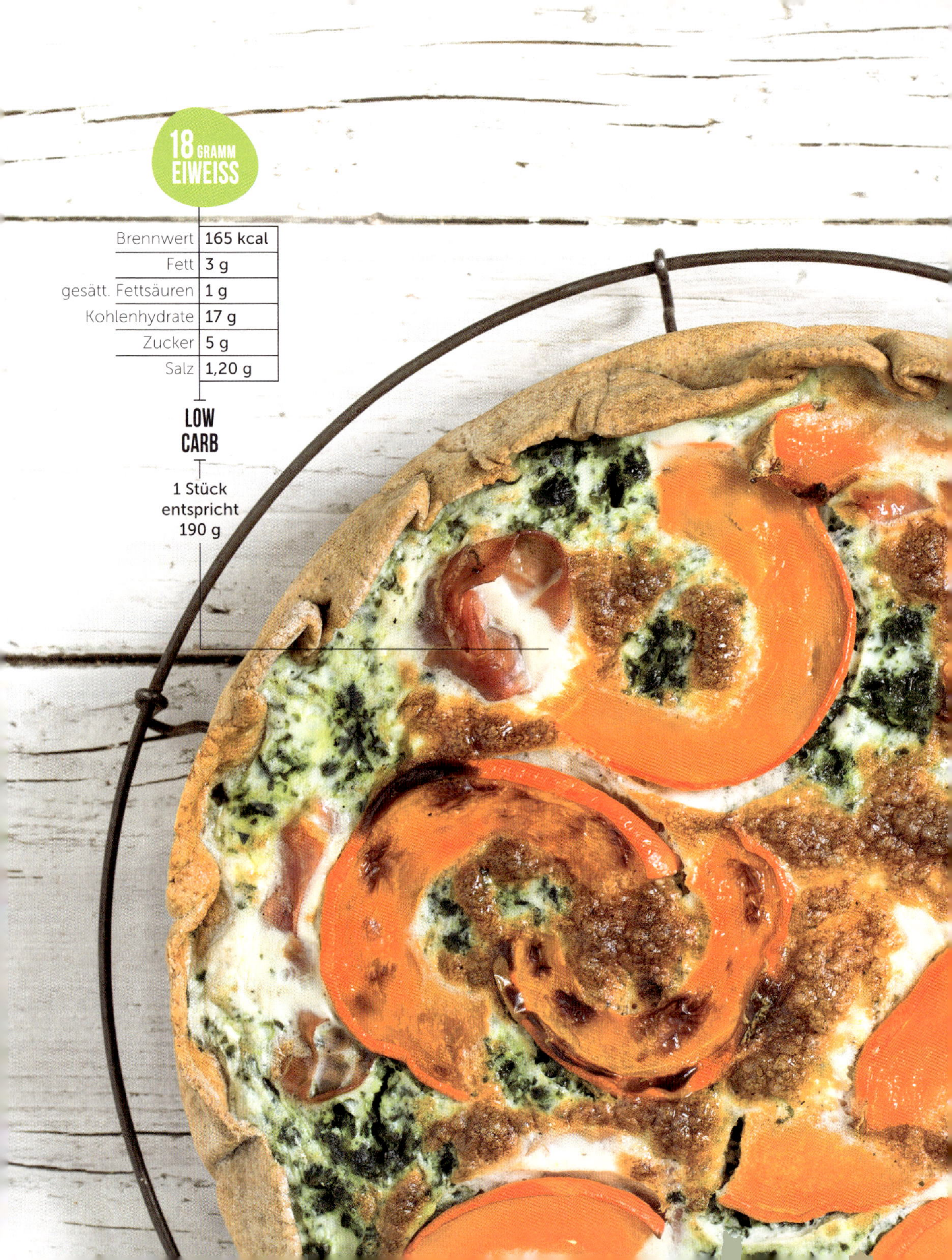

18 GRAMM EIWEISS

Brennwert	165 kcal
Fett	3 g
gesätt. Fettsäuren	1 g
Kohlenhydrate	17 g
Zucker	5 g
Salz	1,20 g

LOW CARB

1 Stück entspricht 190 g

QUICHE

GRÜNKOHL, KÜRBIS, SCHINKEN

ABENDESSEN

ZUTATEN FÜR 1 QUICHE | 20 MIN

FÜLLUNG:

350 g Hokkaido (Kürbis)
150 g Grünkohl
300 g Frischkäse (0,2 % Fett)
400 g Good Eggwhites
½ TL Salz
1 gestrichener TL Pfeffer, schwarz
3 Prisen Cayennepfeffer
3 Prisen Muskatnuss
8 Scheiben Serrano-Schinken

TEIG:

170 g Dinkelvollkornmehl
80 g Good Eggwhites
5 g Backpulver
1 EL Olivenöl
2 Prisen Salz

FÜLLUNG:

1. Den Ofen auf 200 °C Ober-/Unterhitze vorheizen.
2. Den Kürbis putzen, in dünne Spalten schneiden und für 8 Min. im Ofen vorgaren. Wer frischen Grünkohl benutzt, muss diesen für 2 Min. kochen, kalt abschrecken und danach gut abtropfen lassen. Aufgetauten Tiefkühl-Grünkohl ausdrücken.
3. Frischkäse, Good Eggwhites, Salz, Pfeffer, Cayennepfeffer und Muskat in einer Schüssel mit einem Schneebesen gut verquirlen.

TEIG UND FERTIGSTELLUNG:

1. 150 g Dinkelvollkornmehl, Good Eggwhites, Backpulver, Öl und Salz verkneten. Den Teig auf der bemehlten Arbeitsfläche ausrollen, bis er auf jeder Seite circa 3 cm größer ist als die Springform.
2. Den Ofen auf 220 °C Ober-/Unterhitze vorheizen. Den Boden der Springform mit Backpapier auslegen und erst danach den Ring aufspannen. Den Teig in die Form geben und den Rand leicht an der Springform festdrücken.
3. Zwei Drittel des Gemüses und des Schinkens in die Form schichten, die Good-Eggwhites-Füllung hinzugeben und das restliche Drittel von Gemüse und Schinken verteilen.
4. Etwa 55 Min. backen. Die Quiche ist fertig, wenn das Good Eggwhites komplett gestockt ist. Gegen Ende des Backvorgangs mit Alufolie abdecken.

PIZZA

FRÜHLINGSZWIEBEL, LAUCH, ZUCCHINI

ABENDESSEN

VEGGIE

ZUTATEN FÜR 1 BLECH | 10 MIN

TEIG:

100 g Leinsamenmehl
50 g Hanfmehl
15 g Flohsamenschalen
4 g Backpulver
1 gestrichener TL Salz
250 g Good Eggwhites

BELAG:

100 g Zucchini
100 g Lauch
60 g Frühlingszwiebel
1 Stängel Oregano, frisch
1 Stängel Thymian, frisch
Eine Handvoll Basilikumblätter
30 g Parmesan
200 g Frischkäse (0,2 % Fett)
½ TL Pfeffer, schwarz

TEIG:

1. Den Ofen auf 220 °C Ober-/Unterhitze vorheizen.

2. Die beiden Mehlsorten mit Flohsamenschalen, Backpulver und Salz mischen. Good Eggwhites dazugeben und alles verkneten. Den Teig auf einer Frischhaltefolie ausrollen.

TIPP: Eine zweite Folie auf den Teig legen, damit das Nudelholz nicht klebt. Für 10–12 Min. auf unterster Schiene auf einem Backblech vorbacken.

BELAG:

1. Zucchini, Lauch und Frühlingsszwiebeln putzen und waschen. Anschließend klein schneiden. Kräuter waschen, trocken tupfen und zupfen, Parmesan reiben.

2. Den Frischkäse auf den Teig streichen, mit Gemüse belegen und mit Pfeffer, Kräutern und Parmesan bestreuen. Für weitere 10 Min. backen.

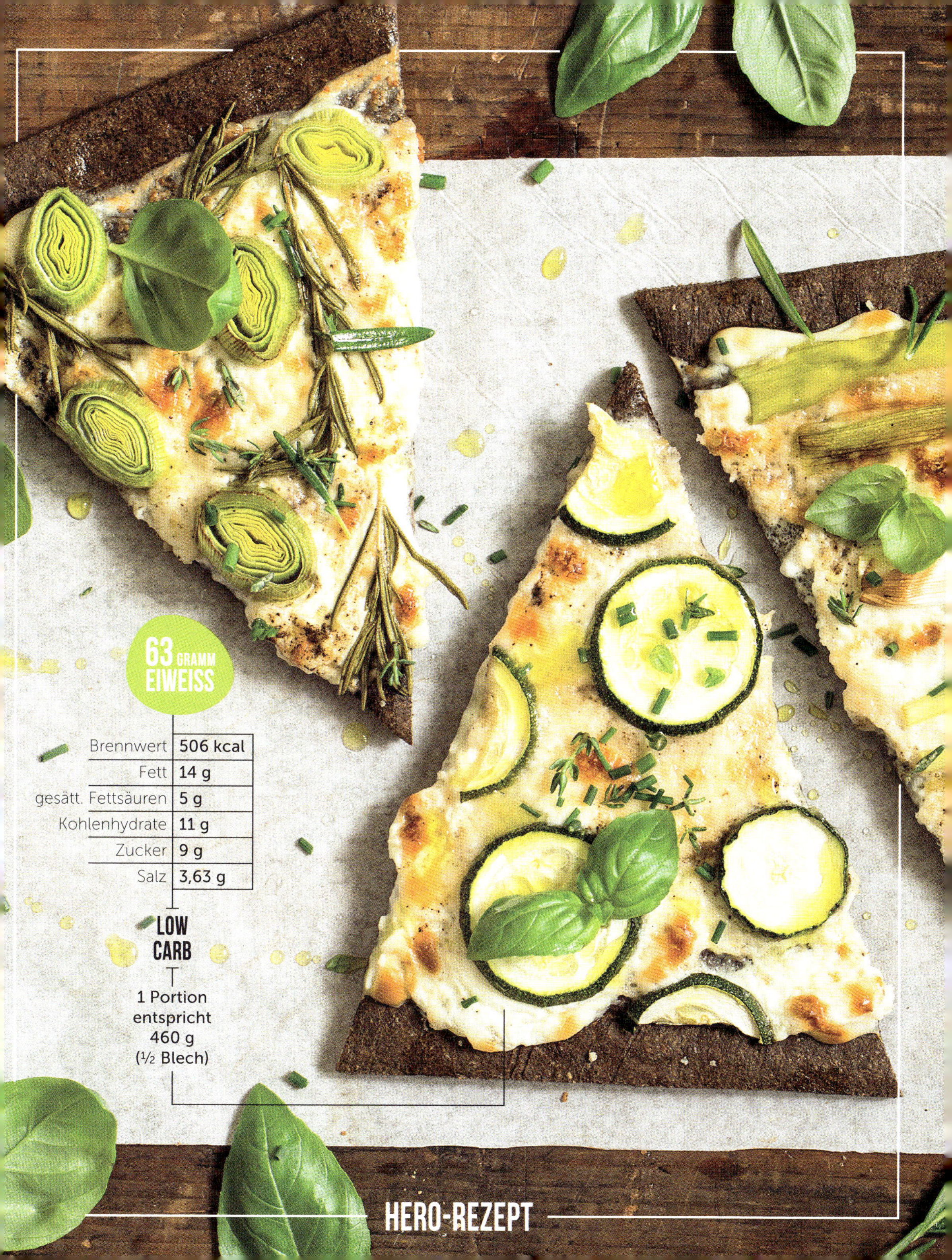

63 GRAMM EIWEISS

Brennwert	506 kcal
Fett	14 g
gesätt. Fettsäuren	5 g
Kohlenhydrate	11 g
Zucker	9 g
Salz	3,63 g

LOW CARB

1 Portion entspricht 460 g (½ Blech)

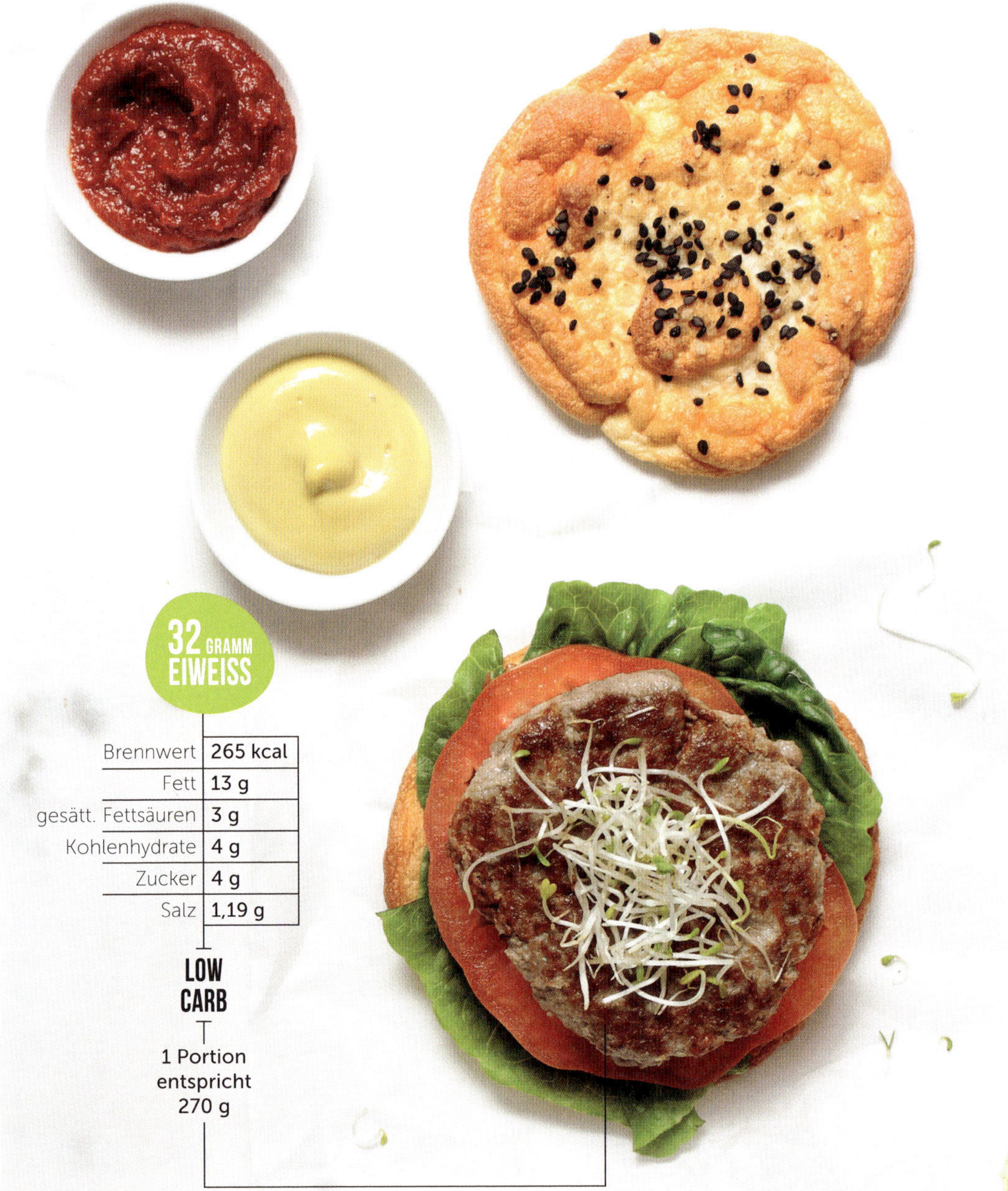

32 GRAMM EIWEISS

Brennwert	265 kcal
Fett	13 g
gesätt. Fettsäuren	3 g
Kohlenhydrate	4 g
Zucker	4 g
Salz	1,19 g

LOW CARB

1 Portion entspricht 270 g

BURGER

RINDFLEISCH-BURGER

ABENDESSEN

ZUTATEN FÜR 1 BURGER | 45 MIN

Burger-Brötchen
siehe Seite 112

BULETTE:

- 30 g Good Eggwhites
- 70 g Rinderhack, mager
- 1 Prise Salz
- 1 Prise Pfeffer, schwarz
- 1 TL Bratöl

BELAG:

- 1 Tomatenscheibe, groß
- 1 Salatblatt
- 1 Prise Pfeffer, schwarz
- 1 Prise Salz
- 10 g Senf, mittelscharf
- 10 g Tomatenmark

Brötchen aus dem Rezept „Burger-Brötchen" backen. Die dafür benötigten Zutaten sind in diesem Rezept nicht enthalten. Die Nährwerte beziehen sich auf den gesamten Burger mit Brötchen.

BULETTE:

1. Good Eggwhites, Rinderhack, Pfeffer und Salz vermengen. Aus der Masse die Bulette formen.

TIPP: Drücke mit deinem Daumen die Buletten-Mitte ein wenig ein. So bleibt sie beim Braten flach und dünn.

2. Bratöl in die Pfanne geben, mit einem Backpinsel verteilen und auf hoher Stufe gut erhitzen. Auf mittlere Hitze herunterschalten. Die Rinderhack-Buletten ca. 2 – 3 Min. pro Seite braten und vorsichtig wenden. Das auslaufende Good Eggwhites mit dem Pfannenwender zurück zur Bulette schieben.

BELAG:

1. Tomate und Salatblatt waschen und trocknen. Tomatenscheibe mit Pfeffer und Salz würzen. Je eine Brötchenhälfte auf der Innenseite mit Senf und Tomatenmark bestreichen.
2. Rindfleisch-Bulette, Salatblatt und die Tomatenscheibe auf die Unterhälfte legen. Mit der Brötchen-Oberhälfte zuklappen.

BURGER

BURGER-BRÖTCHEN

ABENDESSEN

VEGGIE

ZUTATEN FÜR 1 BURGER | 35 MIN

1 TL Bratöl
20 g Frischkäse (0,2% Fett)
1 EL Sojamehl
1 TL Sprudelwasser
50 g Good Eggwhites
1 Prise Kokosblütenzucker
1 Prise Salz
1 Prise Gomasio od. Sesam
1 Prise Schwarzkümmel

1. Backofen bei Ober-/Unterhitze auf 170 °C vorheizen. Das Backblech mit Backpapier auslegen und dünn mit einem hoch erhitzbaren Bratöl bestreichen. In einer Rührschüssel Frischkäse, Sojamehl und Sprudelwasser mit dem Handrührgerät glatt rühren. Good Eggwhites, Kokosblütenzucker und Salz in eine größere Rührschüssel geben. Mit dem Handrührgerät so lange steif schlagen, bis der Eischnee schnittfest ist.

TIPP: Für den perfekten Eischnee müssen Rührstäbe und Schüssel fettfrei und sauber sein.

2. Den Teig mit einem Gummischaber unter den Eischnee heben. Wichtig: Nicht verrühren, sondern so unterheben, dass der Eischnee sich gut mit dem Teig vermengt und sein Volumen erhalten bleibt.

3. Die gewünschte Anzahl an Burger-Hälften als Fladen locker auf das Backpapier setzen und nicht flach drücken. Ideale Menge pro Fladen: ungefähr 1½ EL der Masse. Die Oberhälften der Fladen mit Gomasio (oder Sesam) und Schwarzkümmel bestreuen.

4. Im Ofen ca. 20 Min. goldbraun backen. Die fertigen Burger-Brötchen aus dem Ofen nehmen und gut auskühlen lassen. Erst dann vorsichtig vom Backpapier lösen.

5. Den Burger nach Belieben belegen, beispielsweise mit Rindfleisch (siehe S. 110).

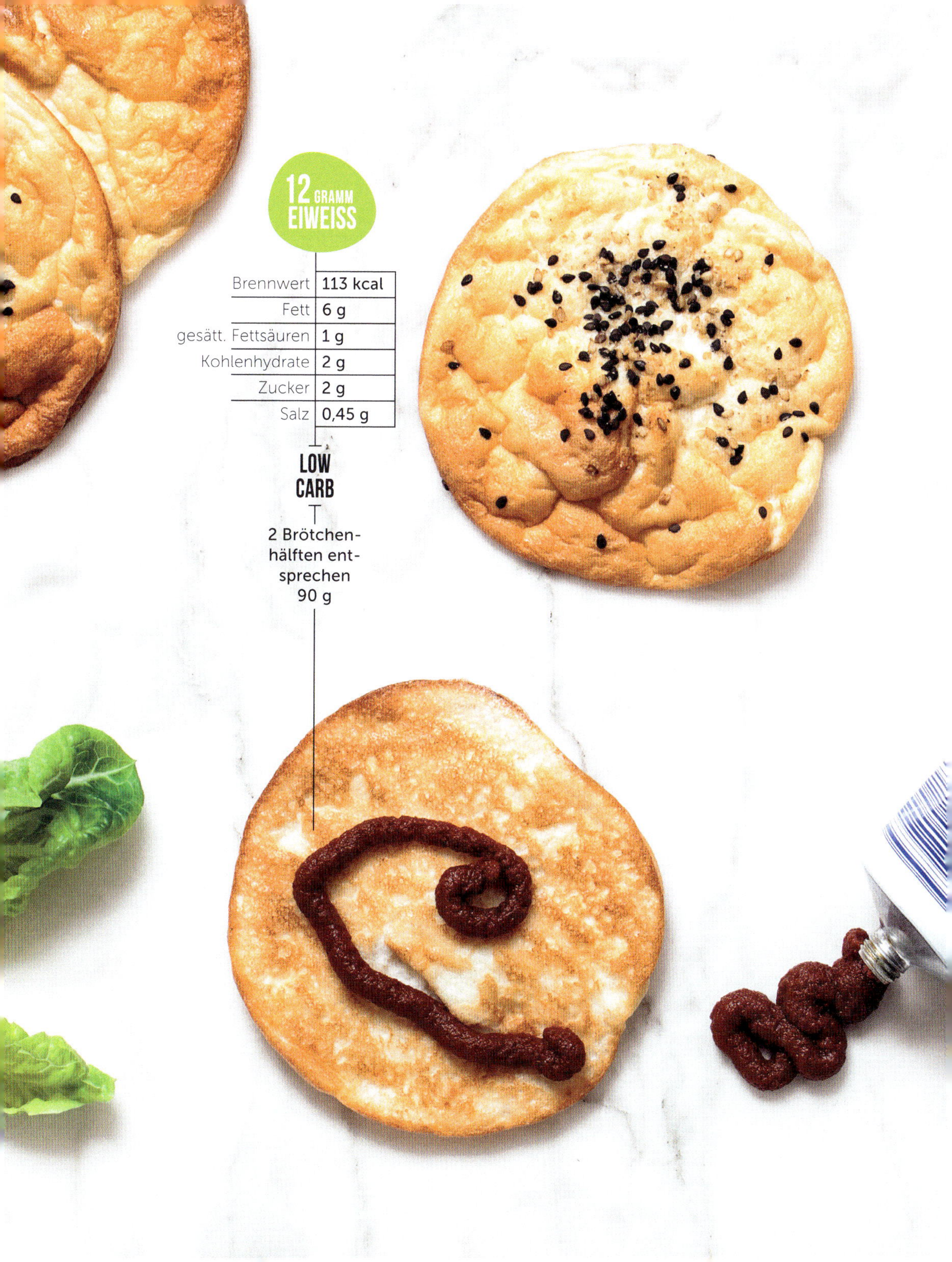

12 GRAMM EIWEISS

Brennwert	113 kcal
Fett	6 g
gesätt. Fettsäuren	1 g
Kohlenhydrate	2 g
Zucker	2 g
Salz	0,45 g

LOW CARB

2 Brötchenhälften entsprechen 90 g

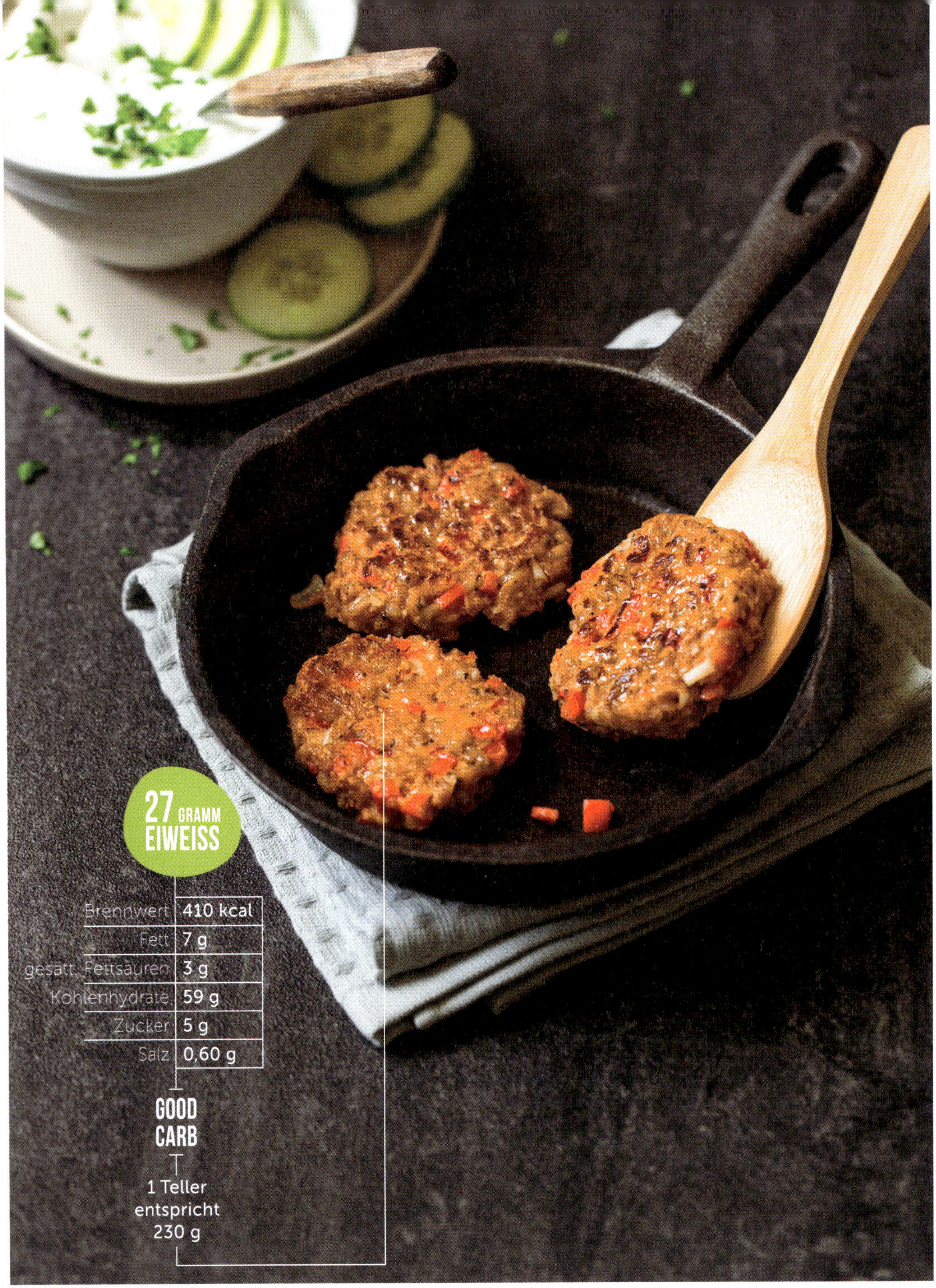
27 GRAMM EIWEISS
Brennwert 410 kcal
Fett 7 g
gesätt. Fettsäuren 3 g
Kohlenhydrate 59 g
Zucker 5 g
Salz 0,60 g
GOOD CARB
1 Teller entspricht 230 g

BRATLINGE

DINKEL, PAPRIKA, TOMATE

ABENDESSEN

VEGGIE

ZUTATEN FÜR 2 TELLER | 40 MIN

100 g Dinkel
3 Prisen Pfeffer, schwarz
1 Prise Paprikapulver
20 g Tomatenmark
1 TL Basilikum, getrocknet
20 g Zwiebeln, gehackt
30 g Dinkelkleie
40 g Magerquark
½ TL Oregano, getrocknet
70 g rote Paprikaschoten, fein gewürfelt
100 g Good Eggwhites
25 g Parmesan, gerieben
50 g Dinkelvollkornmehl
2 Prisen Salz
2 EL Olivenöl

1. Den Dinkel nach Packungsanweisung in Salzwasser kochen und abkühlen lassen. Mit den restlichen Bratling-Zutaten vermischen und für 10 Min. ziehen lassen (quellen).

2. Die Masse mit den Händen zu Bratlingen formen und in der Pfanne zunächst von allen Seiten in Olivenöl goldbraun anbraten. Danach die Hitze reduzieren und ca. 15 Minuten garen lassen.

3. Dazu passen Salat und Kräuterquark.

PASTA

RADIESCHENGRÜN, KÜRBISKERN, ROTE BETE

ABENDESSEN

VEGGIE

ZUTATEN FÜR 2 TELLER | 15 MIN

PASTA:

- 450 g Rote Bete, frisch

SOSSE:

- 140 g Radieschengrün
- 1 Knoblauchzehe
- 60 g Parmesan, gerieben
- 1 gestrichener TL Pfeffer, schwarz
- 1 TL Kürbiskernöl
- 25 g Mandelmehl, entölt
- 30 g Kürbiskerne
- 15 g Zitronensaft
- 150 g Good Eggwhites
- 3 Prisen Salz

PASTA:

Die Rote Bete schälen und mit dem Spiralschneider zu Spaghetti drehen.

SOSSE UND FERTIGSTELLUNG:

1. Das Radieschengrün gründlich waschen und gut abtropfen lassen.
2. Den Knoblauch grob hacken und den Parmesan reiben.
3. Alle Zutaten für die Soße in den Mixer geben und zerkleinern.
4. 50 ml Wasser in eine Pfanne füllen und die Spaghetti bei mittlerer Hitze abgedeckt ca. 3–5 Min. garen.
5. Soße und Nudeln vermischen und servieren.

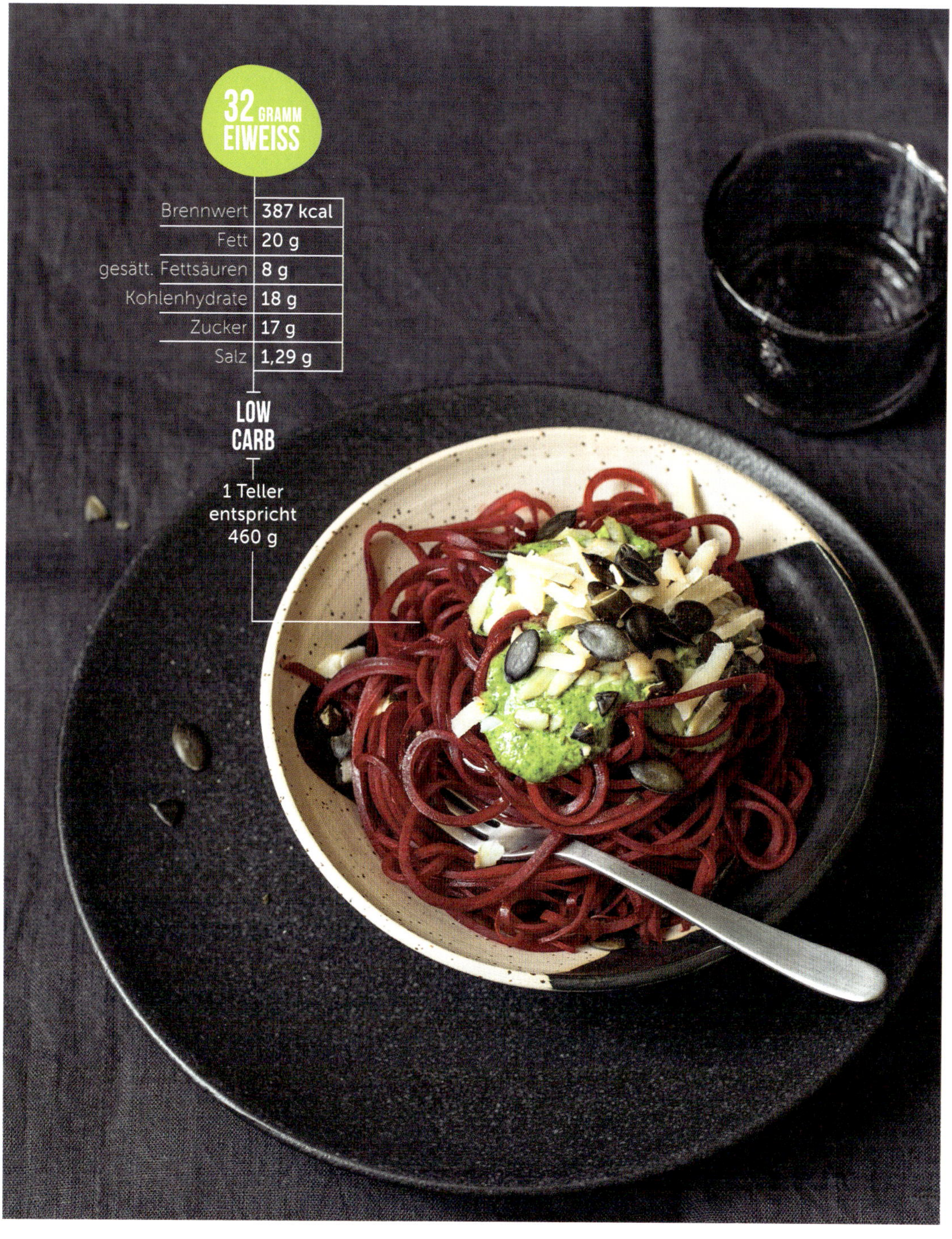
32 GRAMM
EIWEISS
Brennwert 387 kcal
Fett 20 g
gesätt. Fettsäuren 8 g
Kohlenhydrate 18 g
Zucker 17 g
Salz 1,29 g
LOW
CARB
1 Teller
entspricht
460 g

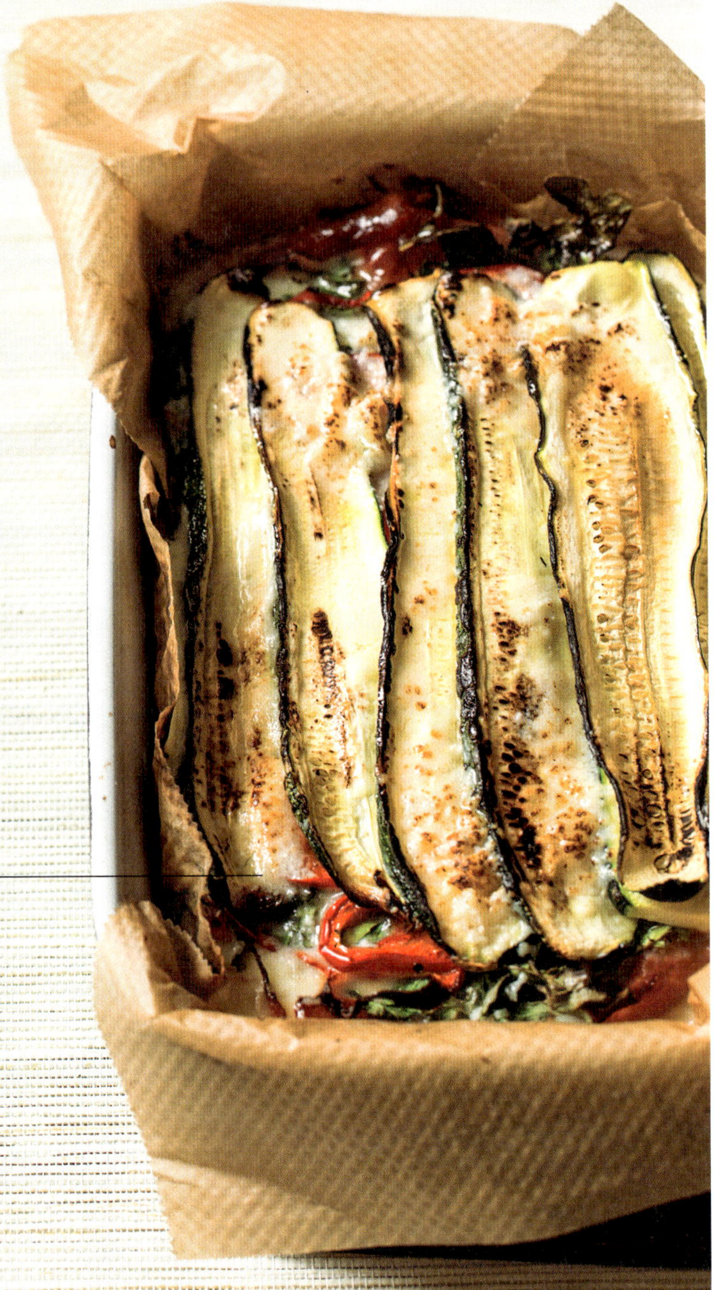

55 GRAMM **EIWEISS**

Kalorien	365 kcal
Fett	9 g
gesätt. Fettsäuren	5 g
Kohlenhydrate	13 g
Zucker	12 g
Salz	2,11 g

LOW CARB

1 Teller entspricht 660 g

LASAGNE

ZUCCHINI, RUCOLA, SCHINKEN

ABENDESSEN

ZUTATEN FÜR 1 LASAGNE | 15 MIN

- 500 g Zucchini
- 75 g Rucola
- 1 Knoblauchzehe
- ½ Chilischote, gelb
- 1 Paprika, rot
- 100 g Ricotta
- 200 g Schinken, mager
- 1 TL Kräuter der Provence
- ½ TL Pfeffer, schwarz
- ½ TL Salz
- 250 g Good Eggwhites
- 30 g Parmesan, gerieben

1. Ofen auf 200 °C Umluft vorheizen.

2. Zucchini waschen und längs in feine Scheiben schneiden. Rucola waschen, trocknen und hacken, Knoblauch schälen und fein hacken.

3. Chili und Paprika waschen und in feine Ringe schneiden.

4. Kleine Auflaufform mit Backpapier auslegen und nach folgender Angabe schichten: abwechselnd Zucchini, Paprika, Knoblauch und Chili, Rucola und Ricotta (in Flocken) und Schinken. Gewürze pro Schicht nach Belieben drüberstreuen.

5. Mit Good Eggwhites bis etwa 1 cm unter den Rand auffüllen und mit Parmesan bestreuen.

6. Etwa 30 Min. backen, bis das Good Eggwhites gestockt ist.

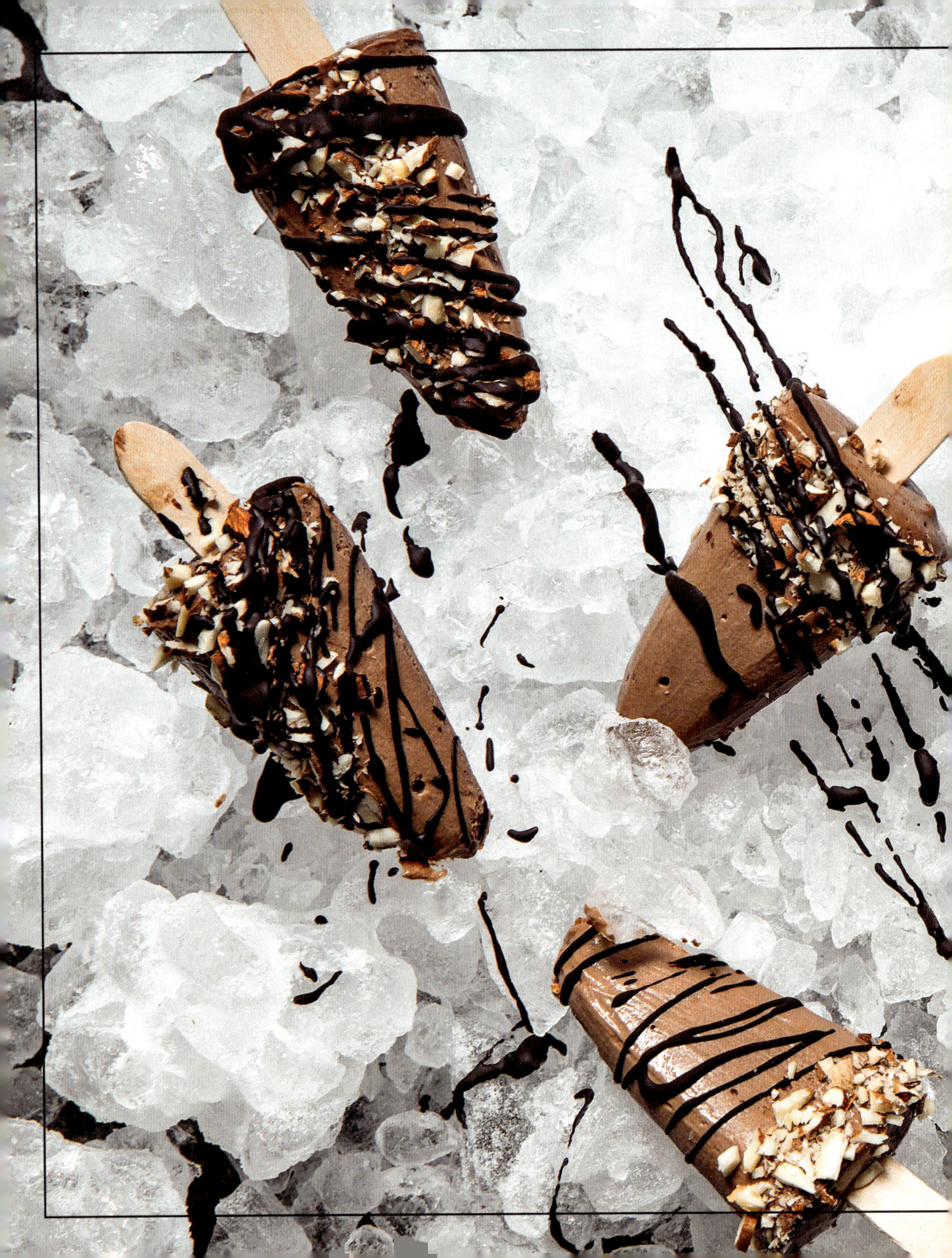

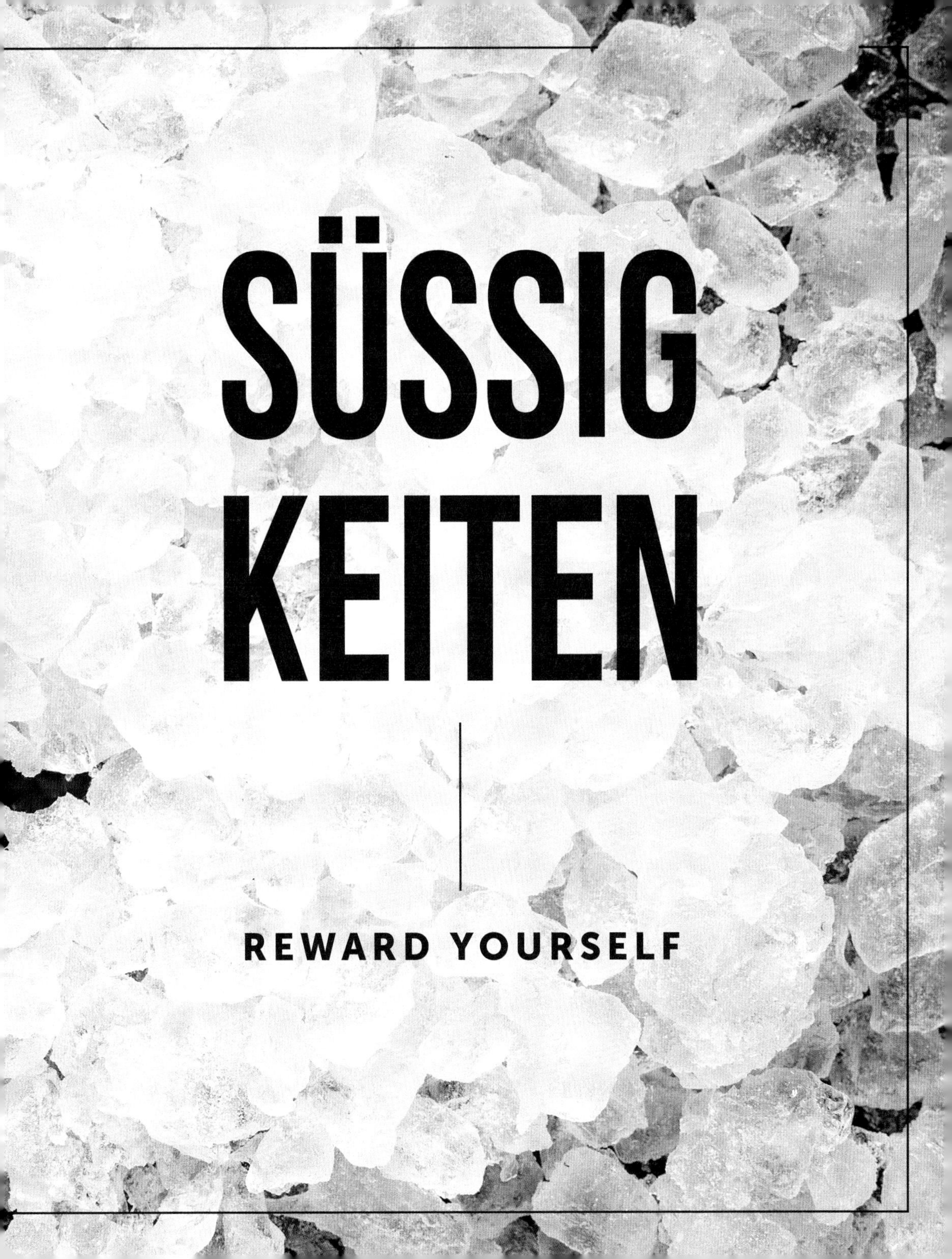

SÜSSIG KEITEN

REWARD YOURSELF

TIRAMISU

ERDBEER-TIRAMISU

SÜSSIGKEITEN

1. Erdbeeren waschen, putzen, abtropfen lassen und in Scheiben schneiden. Die halbe Limette auspressen (Limettenschale abreiben und beiseitestellen) und mit einem Esslöffel Kokosblütenzucker und der gesäuberten Minze mischen.

2. Good Eggwhites mit Salz steif schlagen, 40 g des Kokosblütenzuckers langsam einrieseln lassen und die abgeriebene Limettenschale dazugeben. Hafermehl, Backpulver und Puddingpulver mischen und unter den Eischnee heben.

3. Backpapier auf ein Backblech geben und den Biskuitteig ca. 0,7 cm dick daraufstreichen. Bei 180 °C Ober-/Unterhitze (bitte vorheizen) 10 Min. backen. Danach im offenen Ofen auskühlen lassen.

4. Den Joghurt mit der Vanille verrühren. Den Biskuit brechen und abwechselnd mit Joghurt und Erdbeeren in Gläser schichten.

5. Schokolade mit dem Messer raspeln und darüberstreuen.

VEGGIE

ZUTATEN FÜR 6 GLÄSER | 25 MIN

- 350 g Erdbeeren
- ½ Biolimette
- 52 g Kokosblütenzucker
- 1 Stängel Minze, frisch
- 125 g Good Eggwhites
- 1 Prise Salz
- 70 g Hafermehl
- 7 g Backpulver
- 10 g Vanille-Puddingpulver, zuckerfrei
- 400 g griech. Joghurt, light
- ½ TL Vanille, gemahlen
- 1 kleines Stück Schokolade, 99% Kakaoanteil

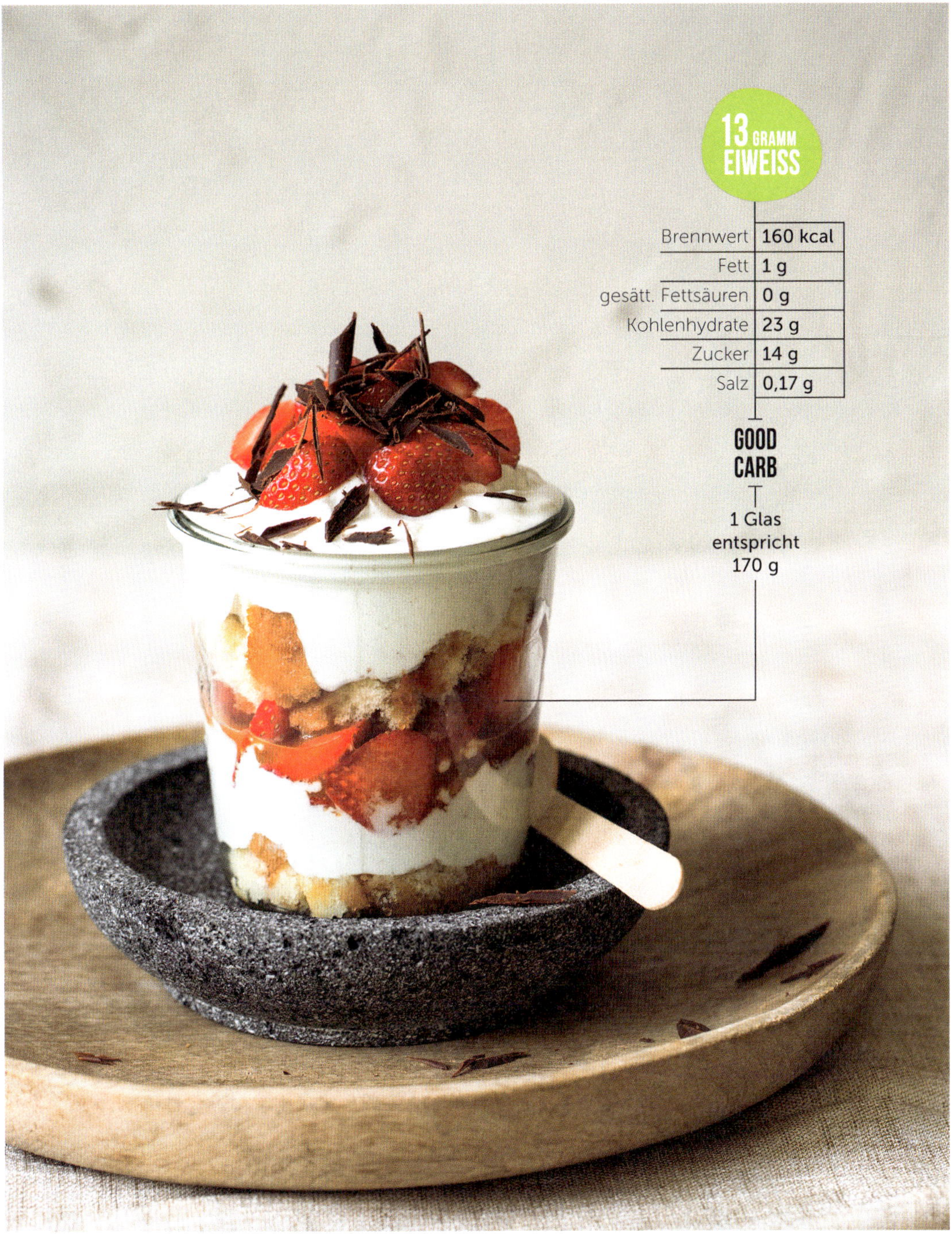

13 GRAMM EIWEISS

Brennwert	160 kcal
Fett	1 g
gesätt. Fettsäuren	0 g
Kohlenhydrate	23 g
Zucker	14 g
Salz	0,17 g

GOOD CARB

1 Glas entspricht 170 g

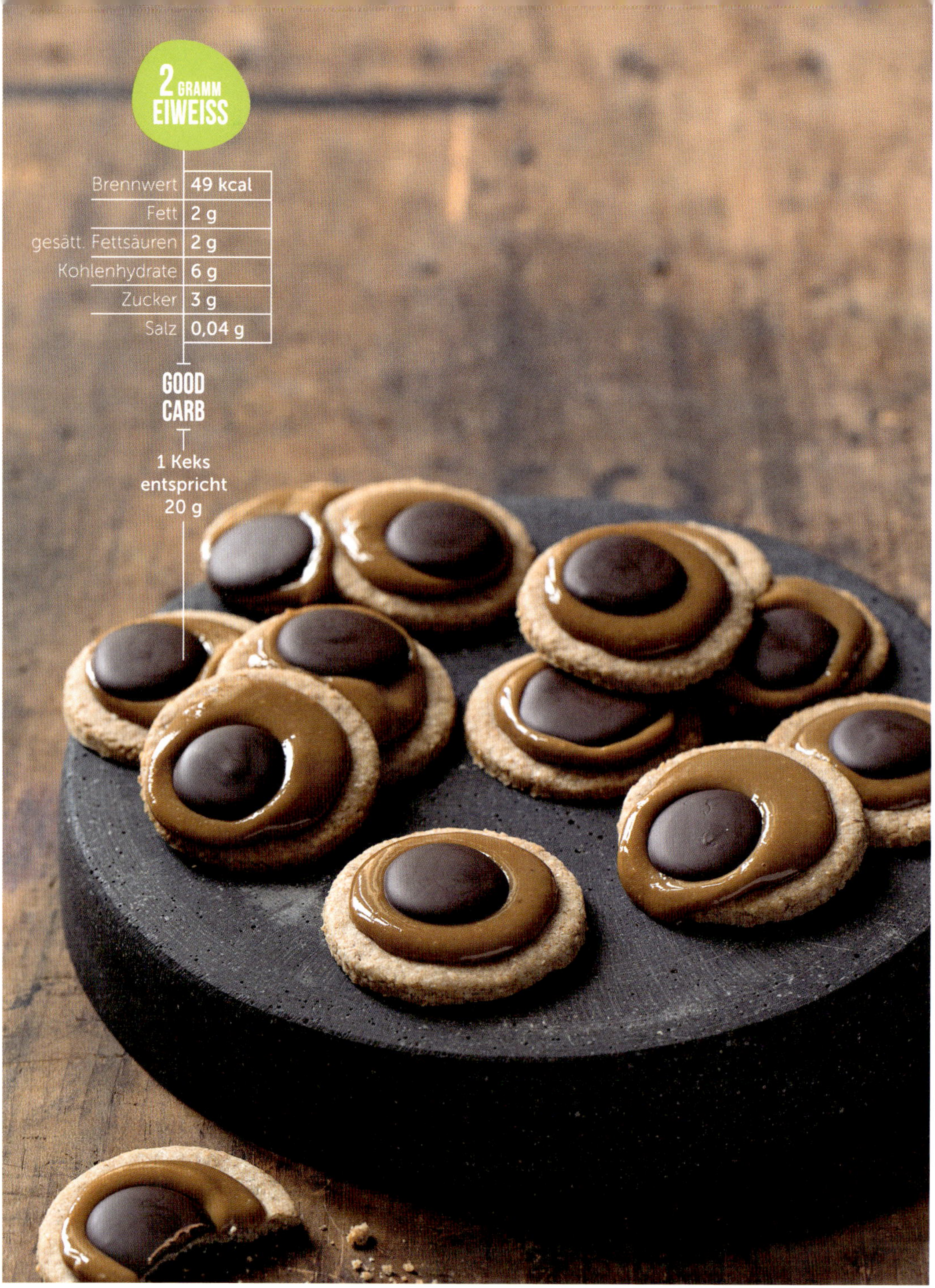

2 GRAMM EIWEISS

Brennwert	49 kcal
Fett	2 g
gesätt. Fettsäuren	2 g
Kohlenhydrate	6 g
Zucker	3 g
Salz	0,04 g

GOOD CARB

1 Keks entspricht 20 g

KEKSE

KARAMELL, SCHOKOLADE, HAFER

SÜSSIGKEITEN

VEGGIE

ZUTATEN FÜR 22 KEKSE | 30 MIN

TEIG:

- 10 g Kokosblütenzucker
- 60 g Good Eggwhites
- 30 g Kokosöl
- 50 g Haferschmelzflocken
- 50 g Hafermehl
- 1 gestrichener TL Backpulver

TOPPING:

- 50 g Kokosblütenzucker
- 80 ml Wasser
- 60 g Frischkäse (0,2 % Fett)
- 10 g Schokolade, 85 % Kakaoanteil

TEIG:

1. Kokosblütenzucker, Good Eggwhites und Kokosöl verrühren, bis sich der Zucker aufgelöst hat.
2. Mit Schmelzflocken, Hafermehl und Backpulver verkneten, in Frischhaltefolie wickeln und 10 Min. im Tiefkühlfach kühlen.
3. Anschließend den Teig kurz kneten und dünn ausrollen. Ca. 22 Kekse ausstechen und bei 180 °C Ober-/Unterhitze (bitte vorheizen) etwa 12 Min. backen.

TOPPING:

1. Kokosblütenzucker mit 1 EL Wasser in einem Metalltopf bei kleiner Hitze schmelzen lassen. Den Rest des Wassers dazugeben, verrühren und 10 Min. auf niedriger Stufe einkochen lassen, bis die Masse zähflüssig wird.
2. Masse in eine Mikrowellenform geben, Frischkäse dazugeben, verrühren und bei 800 Watt ca. 15 Sek. erwärmen, bis sich alles gleichmäßig verrühren lässt.
3. Die Karamellcrème auf die Kekse streichen. Die Schokolade im Wasserbad schmelzen und einen kleinen Klecks auf jeden Keks geben.
4. Im Kühlschrank erkalten lassen.

TARTELETTE

DATTEL, ERDBEERE, CASHEW

SÜSSIGKEITEN

VEGGIE

ZUTATEN FÜR 6 TARTELETTEN | 45 MIN

BODEN:

25 g Cashewkerne
100 g Datteln
30 g Good Eggwhites
70 g Haferflocken, zart
25 g Mandeln, gehackt
20 g Kokos, geraspelt

CRÈME:

75 g Frischkäse (0,2 % Fett)
180 g Erdbeeren
40 g Coco Cuisine
30 g Good Eggwhites
2 EL Wasser
3 Blatt Gelatine

TOPPING:

20 g Erdbeeren
10 g Kokos, geraspelt

BODEN:

1. Cashewkerne mit Datteln und Good Eggwhites im Mixer pürieren, gegebenfalls bis zu 2 EL Wasser hinzufügen.

2. Danach die restlichen Zutaten untermischen und die Masse auf die Förmchen aufteilen, am besten in Silikon-Tartelette-Förmchen. Oder die Formen mit Frischhaltefolie auslegen. Den Boden mit dem Löffel festdrücken.

CRÈME UND TOPPING:

1. Für die Füllung alle Zutaten miteinander mischen und die Gelatine nach Packungsbeilage herstellen. Gelatine zu der Masse hinzufügen und dann auf die Teigböden geben. Über Nacht im Kühlschrank fest werden lassen.

2. Am Tag des Verzehrs die Erdbeeren waschen und in Scheiben schneiden, dekorativ auf die Crème geben und mit Kokosraspeln bestreuen.

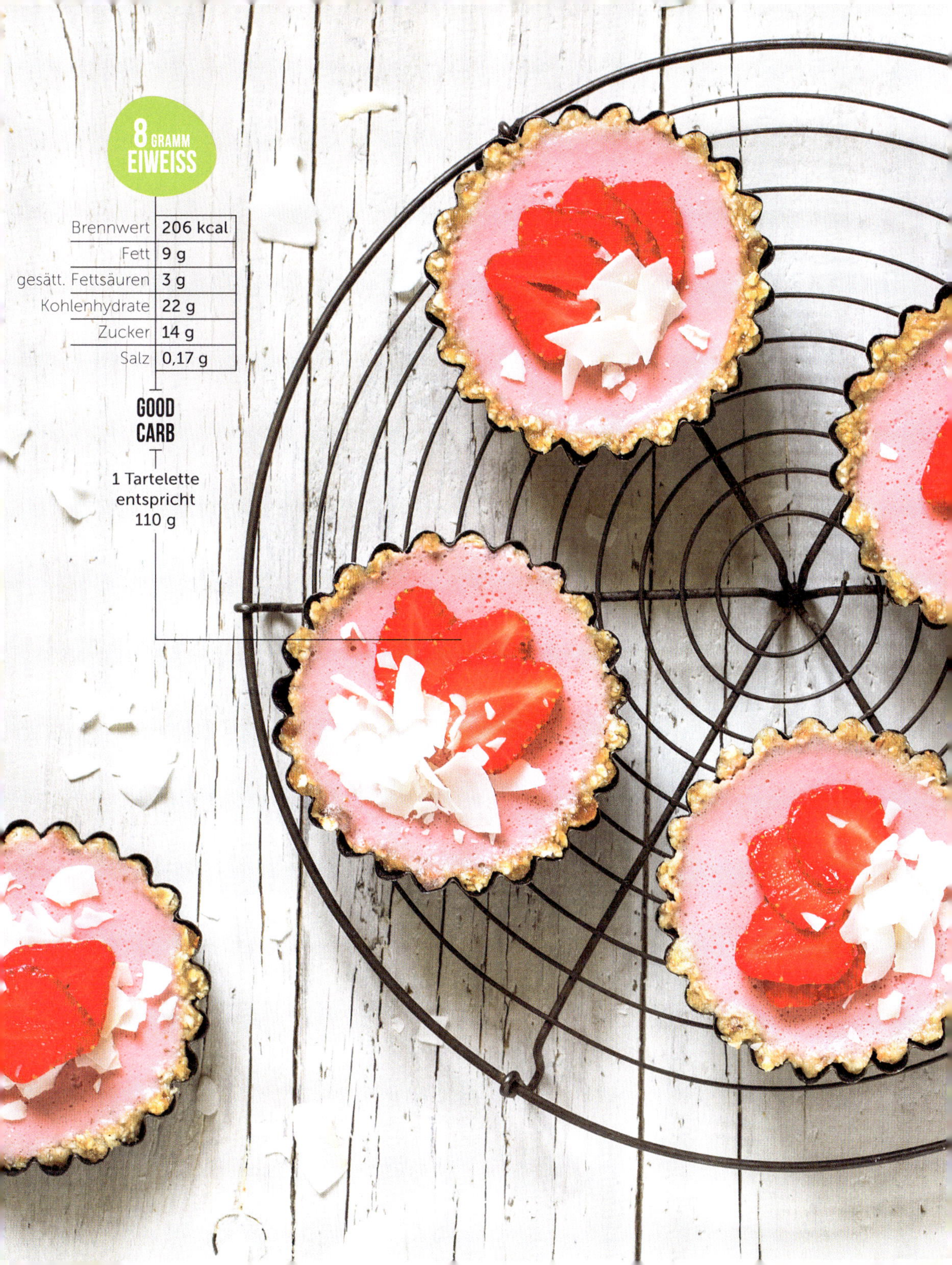

8 GRAMM EIWEISS

Brennwert	206 kcal
Fett	9 g
gesätt. Fettsäuren	3 g
Kohlenhydrate	22 g
Zucker	14 g
Salz	0,17 g

GOOD CARB

1 Tartelette entspricht 110 g

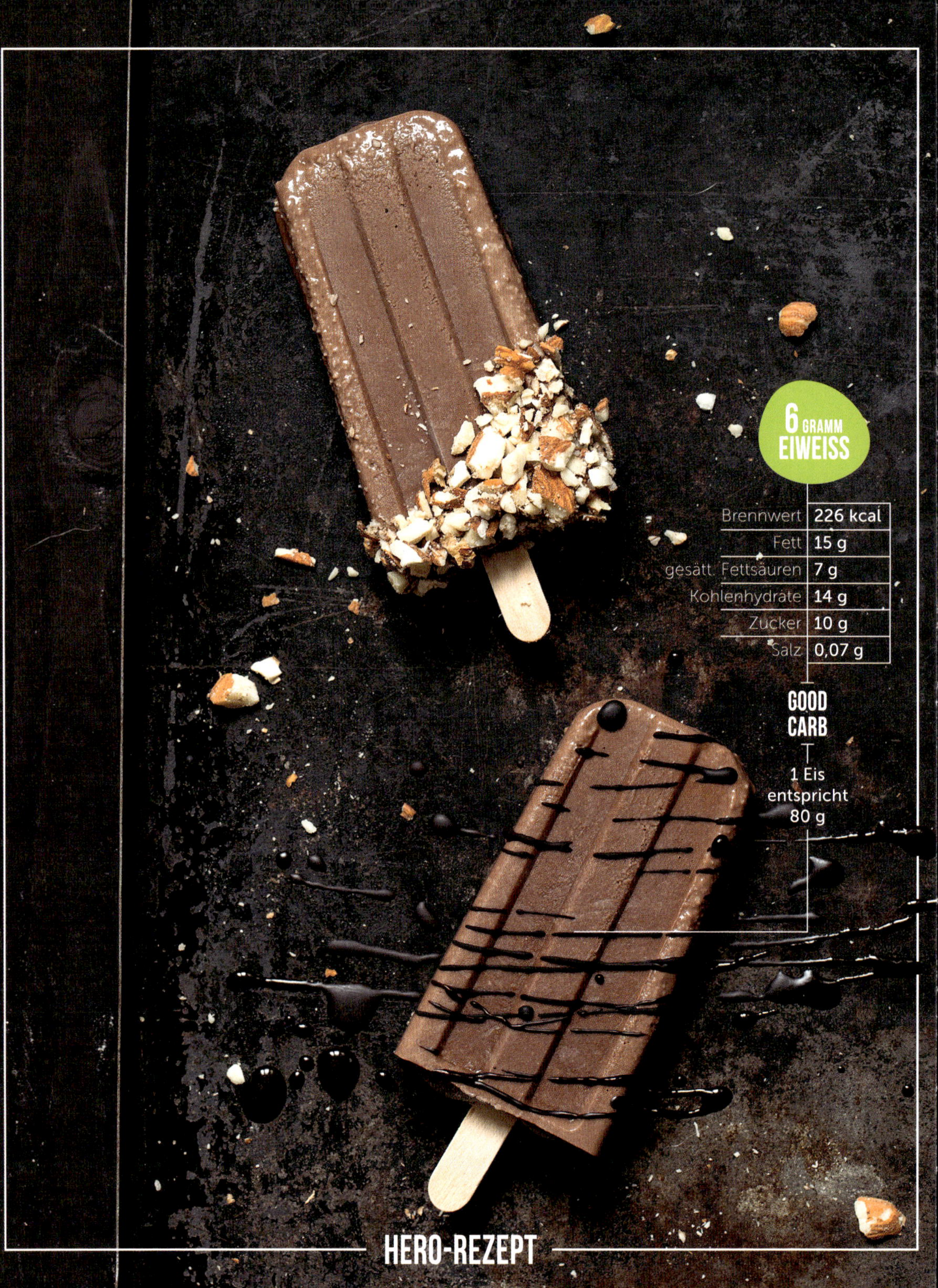

6 GRAMM EIWEISS

Brennwert	226 kcal
Fett	15 g
gesätt. Fettsäuren	7 g
Kohlenhydrate	14 g
Zucker	10 g
Salz	0,07 g

GOOD CARB

1 Eis entspricht 80 g

EIS

MANDELN, CASHEW, BANANE

SÜSSIGKEITEN

VEGGIE

ZUTATEN FÜR 6 EIS | 15 MIN

- 50 g Datteln
- 60 g Mandelmilch, ungesüßt
- 25 g Kokosöl
- 80 g Cashewkerne
- 100 g Good Eggwhites
- 20 g Kakao, schwach entölt
- 50 g Banane
- 12 g Reissirup
- 1 Msp. Vanille, gemahlen
- 20 g Inulin (optional)
- 30 g Schokolade, 99 % Kakaoanteil
- 9 g Haselnüsse

1. Datteln etwa 15 Min. in heißem Wasser einweichen lassen. Die restlichen Zutaten (außer Schokolade und Haselnüsse) in einen Mixer geben.

2. Datteln aus dem Wasser herausholen und dem Rest hinzufügen. Die Masse schön cremig pürieren.

3. Den Teig in die Eisformen füllen und erkalten lassen.

4. Vor dem Herausholen die Form kurz unter heißes Wasser halten, so löst es sich leichter. Schokolade schmelzen und damit das Eis dekorieren. Haselnüsse hacken und darüber verteilen.

TIPP: Das Eis lässt sich prima wieder in Frischhaltefolie einpacken und in einer Gefrierdose lagern. Geschmack und Cremigkeit gehen dabei nicht verloren.

KUCHEN

BLAUBEERE, SCHOKOLADE, QUARK

SÜSSIGKEITEN

VEGGIE

ZUTATEN FÜR 1 TORTE | 30 MIN

BODEN:

- 20 g Schoko-Puddingpulver
- 70 g Mandelmehl, entölt
- 20 g Kakao, schwach entölt
- 7 g Backpulver
- 30 g Kakaofasern
- 100 g Apfel-Bananen-Mark
- 200 g Magerquark
- 60 g Kokosblütenzucker
- 125 g Good Eggwhites
- Etwas Kokosöl zum Einfetten
- 60 g Blaubeeren, frisch

CRÈME UND TOPPING:

- 90 g Good Eggwhites
- 150 g Magerquark
- 200 g Frischkäse (0,2 % Fett)
- 2 EL Reissirup
- 25 g Sofort-Gelatine
- 100 g Blaubeeren, TK

BODEN:

1. Den Ofen auf 180 °C Ober-/Unterhitze vorheizen.
2. Für den Boden zuerst alle trockenen Zutaten vermengen, dann die feuchten Zutaten (bis auf das Kokosöl und die Blaubeeren) dazugeben.
3. Auf den Boden einer 20-cm-Springform ein Blatt Backpapier legen und den Ring umspannen. Die Seiten mit etwas Kokosöl einfetten. Den Teig einfüllen und die Blaubeeren darauf verteilen. Den Kuchenboden für 40–45 Min. backen und anschließend auskühlen lassen.

CRÈME UND TOPPING:

1. Für die Cheesecake-Masse die Good Eggwhites steif schlagen. Quark, Frischkäse und Reissirup mit einem Handrührgerät vermengen und die Gelatine einrieseln lassen. Den Eischnee unterheben.
2. Die Frischkäse-Crème auf den Boden geben und den Kuchen über Nacht im Kühlschrank fest werden lassen. Tiefkühl-Blaubeeren pürieren und die Torte dekorieren.

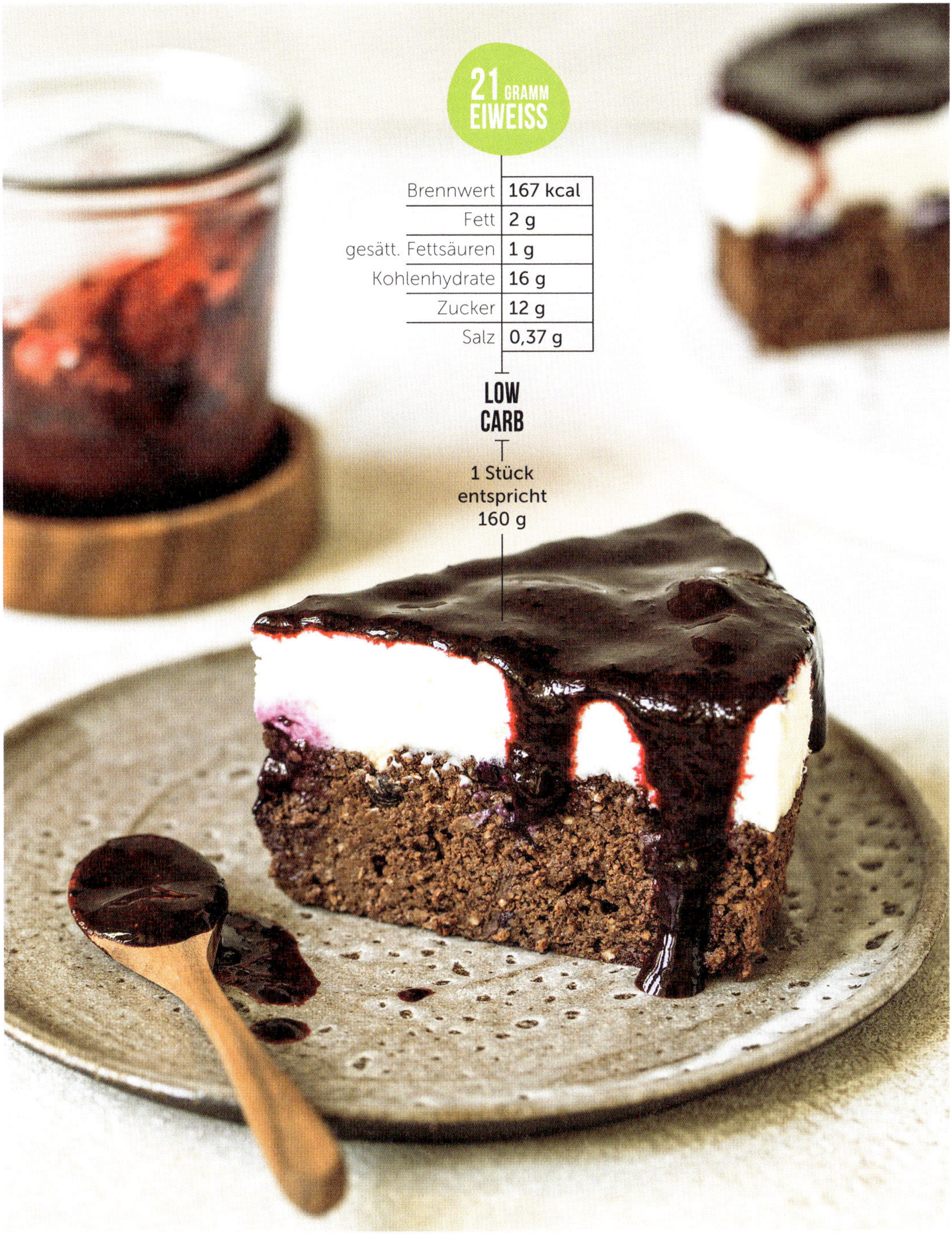

21 GRAMM EIWEISS

Brennwert	167 kcal
Fett	2 g
gesätt. Fettsäuren	1 g
Kohlenhydrate	16 g
Zucker	12 g
Salz	0,37 g

LOW CARB

1 Stück entspricht 160 g

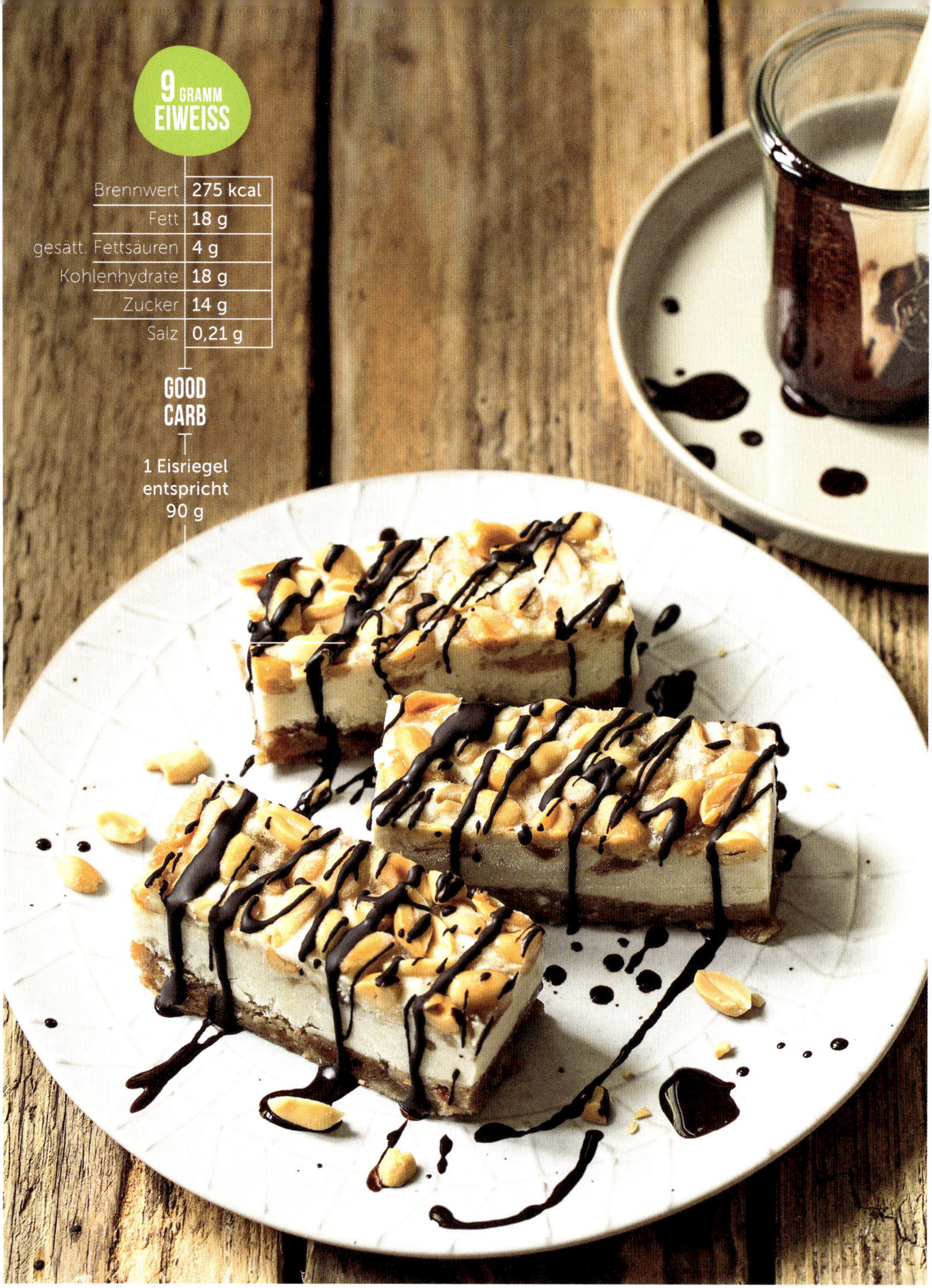

9 GRAMM EIWEISS

Brennwert	275 kcal
Fett	18 g
gesätt. Fettsäuren	4 g
Kohlenhydrate	18 g
Zucker	14 g
Salz	0,21 g

GOOD CARB

1 Eisriegel entspricht 90 g

EIS

DATTEL, MANDEL, KARAMELL

SÜSSIGKEITEN

VEGGIE

ZUTATEN FÜR 6 EISRIEGEL | 30 MIN

BODEN:

- 80 g Datteln
- 20 g Good Eggwhites
- 30 g Mandeln, gehackt

FÜLLUNG:

- 115 g Cashewkerne
- 70 g Good Eggwhites
- 2 EL Wasser
- 20 g Reissirup
- 65 g Coco Cuisine
- 1 TL Zitronensaft
- 1 EL Kokosöl
- 1 Prise Salz

KARAMELLSCHICHT:

- 10 g Datteln

TOPPING:

- 35 g Erdnüsse, gesalzen
- 15 g Schokolade, 85% Kakaoanteil

BODEN:

Datteln kurz in 2 EL heißem Wasser einweichen und mit Good Eggwhites pürieren. Gehackte Mandeln hinzufügen und alles gut miteinander vermischen.

FÜLLUNG:

Cashewkerne über Nacht in 40 g Good Eggwhites und 2 EL Wasser einweichen. Mit Reissirup, 30 g Good Eggwhites, Coco Cuisine, Zitronensaft, Kokosöl und 1 Prise Salz im Mixer schaumig mixen.

KARAMELLSCHICHT:

10 g Datteln in 2 EL heißem Wasser einweichen, mit einer Gabel gut zerdrücken und 1 Prise Salz hinzufügen.

FERTIGSTELLUNG UND TOPPING:

1. Eine kleine Gefriertupperdose mit Frischhaltefolie auslegen, den Boden hineindrücken und gut verteilen.
2. Die Füllung auf den Boden geben, und das Ganze dann für ca. 1 Stunde ins Gefrierfach stellen.
3. Die Karamellschicht anschließend auf der gefrorenen Masse verteilen, die Erdnüsse klein hacken, auf die Karamellschicht legen und leicht eindrücken.
4. Das Ganze erneut 30 Min. im Gefrierfach kühl stellen. Zuletzt die Riegel schneiden und die Schokolade schmelzen und über den Riegeln verteilen.

KUCHEN

SCHOKOLADE, HIMBEERE

SÜSSIGKEITEN

VEGGIE

ZUTATEN FÜR 1 KUCHEN | 20 MIN

TEIG:

- 200 g Good Eggwhites
- 1 Prise Salz
- 1 Spritzer Zitrone
- 40 g Kokosblütenzucker
- 100 g Apfel-Bananen-Mark
- ½ TL Zimt
- 20 g Kakao, schwach entölt
- 80 g Dinkelvollkornmehl
- ½ TL Backpulver
- 30 g Schoko-Puddingpulver

TOPPING:

- 40 g weiße Schokolade
- 350 g Himbeeren, frisch

TEIG:

1. Den Ofen auf 180 °C Ober-/Unterhitze vorheizen.

2. Good Eggwhites mit Salz und einem Spritzer Zitronensaft sehr steif schlagen. Dann langsam den Kokosblütenzucker einrieseln lassen. Anschließend auf niedriger Stufe das Apfel-Bananen-Mark einrühren.

3. In der Zwischenzeit die trockenen Zutaten gut vermengen, auf den Eischnee sieben und vorsichtig unterheben.

4. Eine Tarte-Form mit Backpapier auslegen, nicht fetten, den Teig hineinfüllen und 17 Min. backen. Danach 10 Min. im Ofen bei geöffneter Backrohrtür abkühlen lassen.

TOPPING:

Inzwischen die weiße Schokolade schmelzen und auf den Kuchen geben, zum Schluss die Himbeeren hinzufügen.

TIPP: Nach Belieben mit geschmolzener Zartbitter-Schokolade verfeinern.

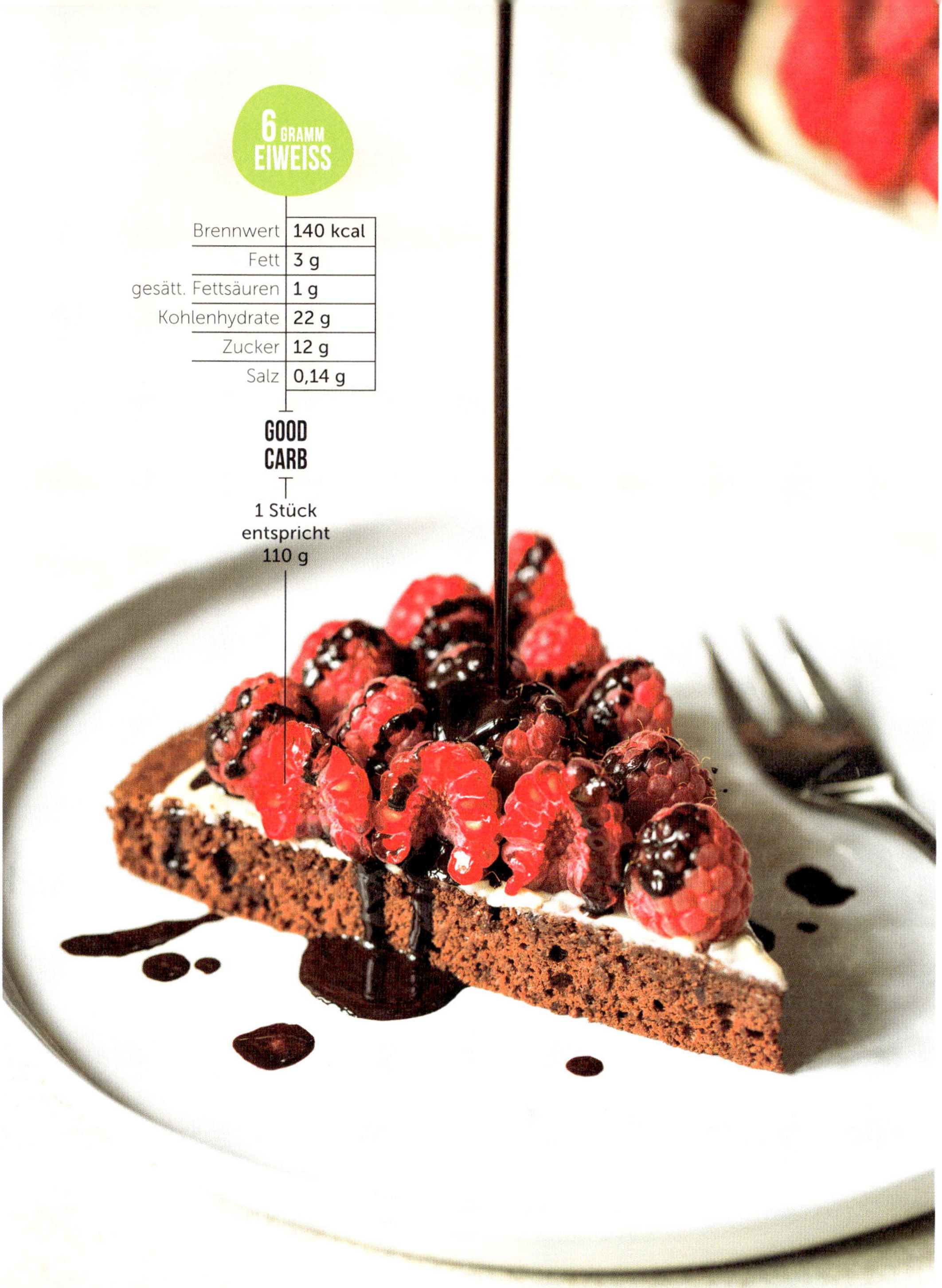

6 GRAMM EIWEISS

Brennwert	140 kcal
Fett	3 g
gesätt. Fettsäuren	1 g
Kohlenhydrate	22 g
Zucker	12 g
Salz	0,14 g

GOOD CARB

1 Stück entspricht 110 g

15 GRAMM EIWEISS

Brennwert	253 kcal
Fett	7 g
gesätt. Fettsäuren	1 g
Kohlenhydrate	32 g
Zucker	20 g
Salz	0,34 g

GOOD CARB

1 Stück entspricht 140 g

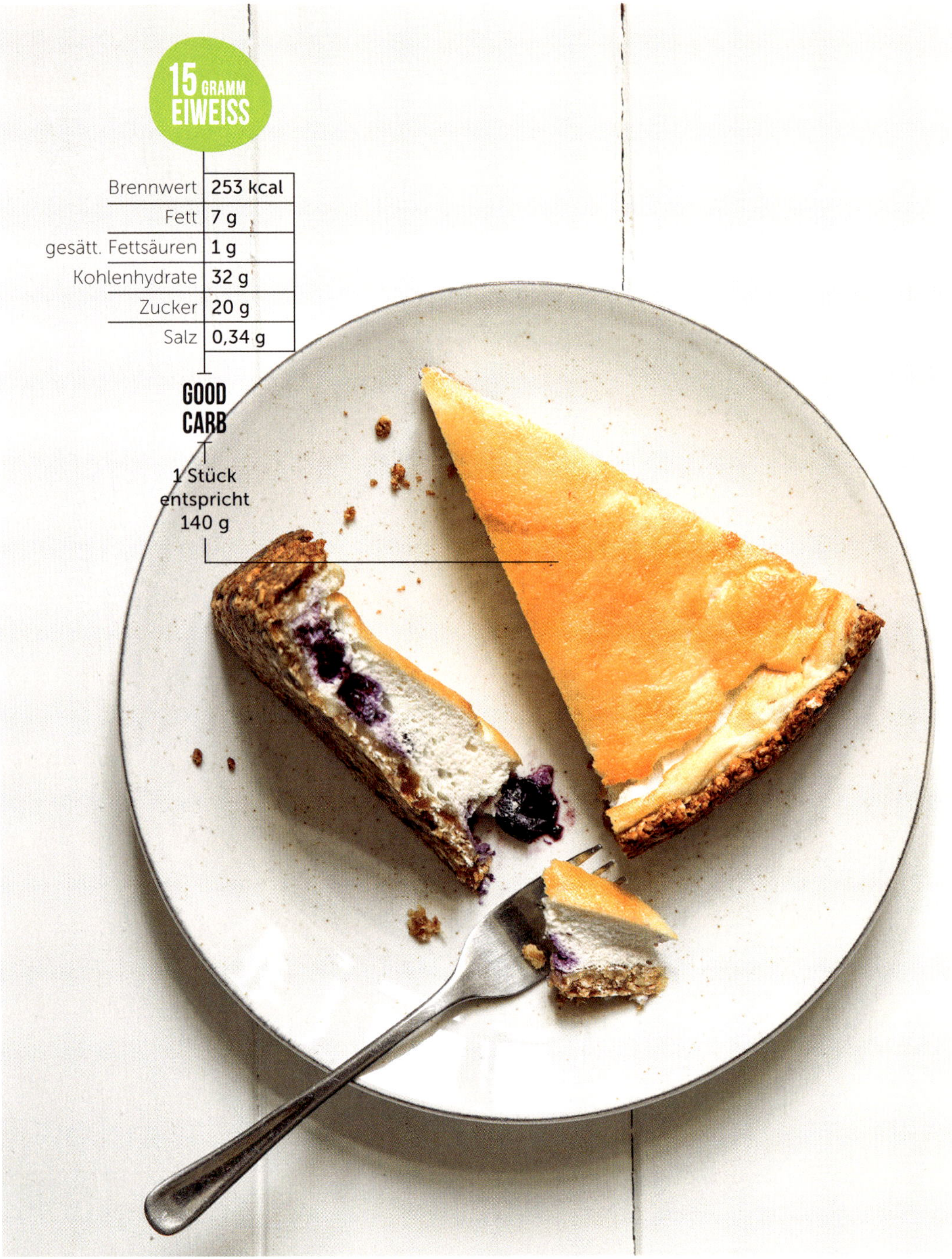

KUCHEN

HEIDELBEER-KÄSEKUCHEN

SÜSSIGKEITEN

VEGGIE

ZUTATEN FÜR 1 KUCHEN | 20 MIN

BODEN:

100 g Cashewkerne
150 g Datteln
100 g Dinkelflocken, Feinblatt
2 gehäufte TL Zimt
50 g Good Eggwhites
1 EL Kokosöl

CRÈME:

200 g Magerquark
200 g Frischkäse (0,2 % Fett)
½ Zitrone, Schale gerieben
1 Vanilleschote
15 g Vanille-Puddingpulver, zuckerfrei
50 g Reissirup
125 g Good Eggwhites
125 g Blaubeeren, frisch

BODEN:

1. Den Ofen auf 170 °C Ober-/Unterhitze vorheizen.
2. Die Cashewkerne in einer Pfanne ohne Fett anrösten. Zuerst die Datteln im Mixer klein hacken, dann kurz die Cashewnüsse dazugeben und zerkleinern. Die Masse in eine Schüssel füllen und mit Flocken, Zimt und 50 g Good Eggwhites mit der Hand verkneten.
3. Auf den Boden der Springform ein Blatt Backpapier legen und den Ring umspannen. Die Seiten mit etwas Kokosöl einfetten. Den Teig in die Form drücken und dabei einen ca. 2 cm hohen Rand formen. Für 15 Min. backen und den Ofen danach nicht ausschalten.

CRÈME UND FERTIGSTELLUNG:

1. Magerquark, Frischkäse, die geriebene Zitrone, das Mark der Vanilleschote, Puddingpulver und Reissirup in einer großen Schüssel verrühren. Das Good Eggwhites steif schlagen und unter die Crème heben. Die Blaubeeren auf dem Boden verteilen und anschließend die Crème darübergeben.
2. Den Käsekuchen für 30 Min. backen, dann den Ofen ausstellen und die Tür geschlossen lassen. Den Kuchen für weitere 30 Min. im ausgeschalteten Ofen backen lassen (Wichtig: die Tür unbedingt geschlossen lassen! Wer neugierig ist, macht das Ofenlicht kurz an). Nun die Ofentür einen kleinen Spalt öffnen und den Kuchen erneut für 30 Min. im Ofen auskühlen lassen.

DONUT

SCHOKOLADE, MANDEL, APFELMUS

SÜSSIGKEITEN

VEGGIE

ZUTATEN FÜR 4 DONUTS | 10 MIN

- 40 g Dinkelvollkornmehl
- 4 g Backpulver
- 5 g Mandel-Puddingpulver
- 20 g Dinkelschmelzflocken
- 50 g Apfelmus
- 30 g Kokosblütensirup
- 90 g Good Eggwhites
- 1 TL Backkakao

1. Backofen auf 175 °C Ober-/Unterhitze vorheizen.
2. Alle trockenen Zutaten (bis auf den Backkakao) verrühren und dann mit den feuchten Zutaten vermischen.
3. Die Masse in 4 Donutförmchen füllen und für ca. 12 Min. backen.
4. Donuts komplett erkalten lassen. Vorsichtig aus der Form lösen und mit dem Backkakao bestäuben.

5 GRAMM EIWEISS

Brennwert	98 kcal
Fett	1 g
gesätt. Fettsäuren	0 g
Kohlenhydrate	18 g
Zucker	7 g
Salz	0,08 g

GOOD CARB

1 Donut entspricht 60 g

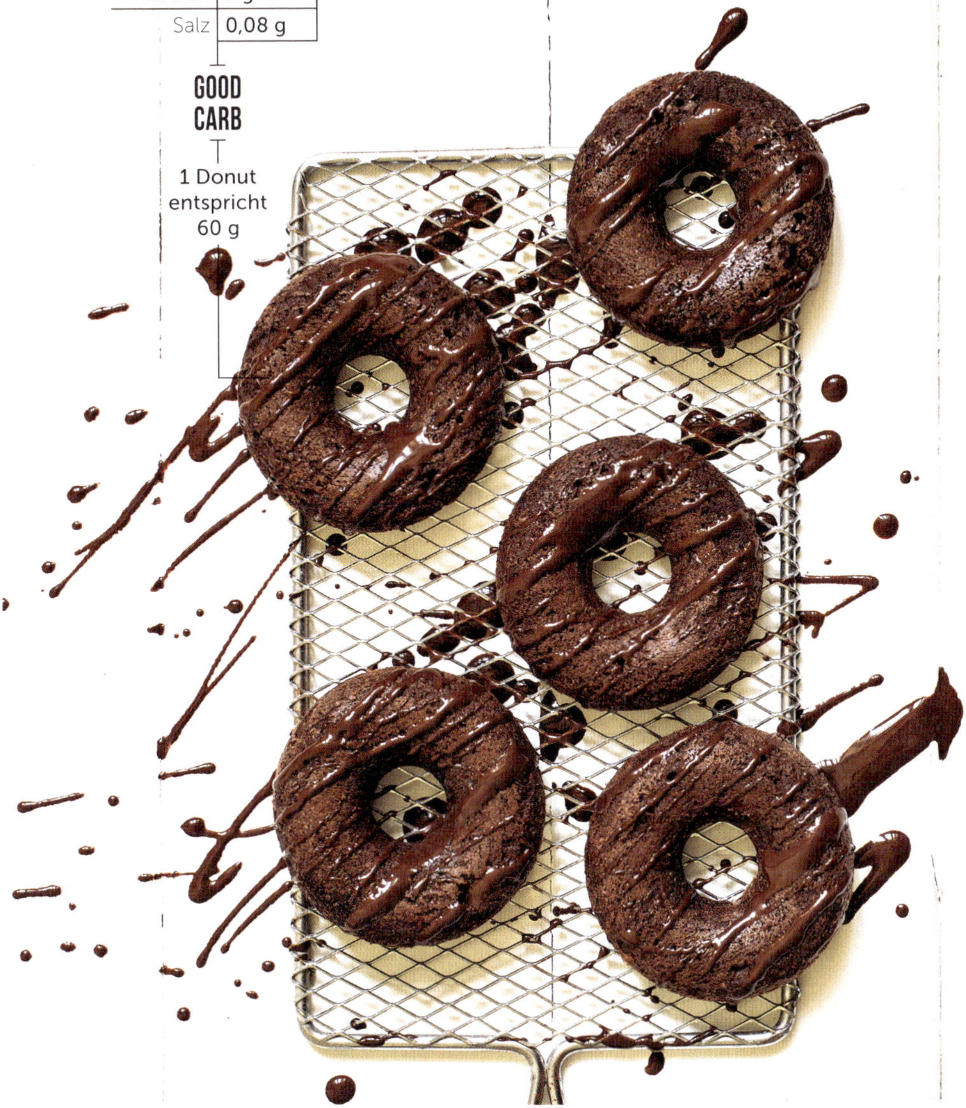

REGISTER

HIER FINDEST DU ALLE REZEPTE
NACH TYP

B

Bagel 52
Bratlinge 72, 114
Brot 86
Brötchen 44
Burger 110, 112

C

Chips 90
Crêpe 104
Curry 68, 76

D/E/F

Donut 138
Eis 128, 132
Flammkuchen 74
Frenchtoast 54

G

Gazpacho 60
Gemüse, gefüllt 70

K

Kekse 124
Knusperstangen 94
Kuchen 130, 134, 136

L/M/O

Lasagne 118
Muffins 84, 92
Müsli 50, 56
Omelette 100

P/Q

Pancakes 48
Pasta 66, 116
Pizza 108
Porridge 46
Quiche 102, 106

S/T/W

Shake 82, 88
Suppe 78, 98
Tartelette 126
Tiramisu 122
Wrap 62, 64

HIER FINDEST DU ALLE REZEPTE
NACH HAUPTZUTATEN

A

Apfel 50, 104
Apfelmus 138
Aprikose 54
Aubergine 70

B

Banane 46, 128
Beeren-Mix 82
Blaubeeren 130
Buttermilch 48

C

Cashewkerne 126, 128
Chia 94

D

Datteln 126, 132
Dill 102
Dinkel 94, 114
Dinkelgrieß 92

E

Erbsen 62, 78, 92, 102
Erdbeeren 122, 126
Erdnuss 68

F/G

Feta 84
Frühlingszwiebel 108
Grünkohl 106
Gurke 60

H/J

Hafer 124
Haferflocken 56
Harzer Käse 90
Heidelbeeren 136
Himbeeren 134
Hummus 70
Joghurt 50, 64, 82

K

Kakao 46
Kirsche 56
Kokos 48, 78, 98
Kürbis 106
Kürbiskern 116

L

Lachs 62, 92, 102
Lauch 108
Leinsamen 52

REGISTER

HIER FINDEST DU ALLE REZEPTE
NACH HAUPTZUTATEN

M

Mandarine 48
Mandeln 46, 52, 128, 132, 138
Mangold 76
Mohn 56
Möhre 50, 72, 98

P/Q

Paprika 114
Putenbrust 64
Quark 86, 130
Quinoa 84

R

Radieschengrün 116
Ricotta 100
Rinderhackfleisch 110
Rote Bete 116
Rucola 60, 118

S

Salat 64
Schinken 94, 106, 118
Schnittlauch 72, 104
Schokolade 54, 98, 124, 130, 134, 138
Skyr 60
Spinat 62, 84, 100
Süßkartoffeln 76, 78

T

Toast 54, 70
Tofu 68, 76
Tomate 114

W/Z

Walnuss 72
Ziegenkäse 104
Zucchini 108, 118
Zuckerschote 68
Zwiebel 86

DIE AUTOREN DES KONZEPTS

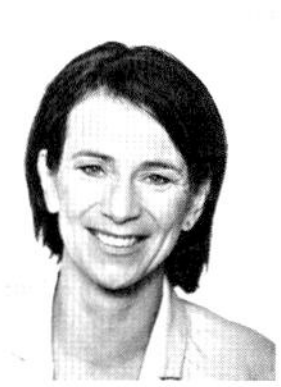

Heike Lemberger
Die Ökotrophologin und DSSV-Fitnesslehrerin ist eine erfahrene Referentin und Trainerin. Seit 20 Jahren arbeitet sie an der Universität Hamburg im Fachbereich Bewegungswissenschaft. 2010 hat sie zusammen mit Franca Mangiameli die essteam GbR mit der Ernährungsmethode "mylowcarb" gegründet. Die Ernährungsexpertin begeistert Führungskräfte und Mitarbeiter von Unternehmen ebenso wie Multiplikatoren aus der Gesundheitsbranche mit ihren praxisnahen und innovativen Vorträgen und Workshops. Sie ist selbst begeisterte Marathonläuferin.

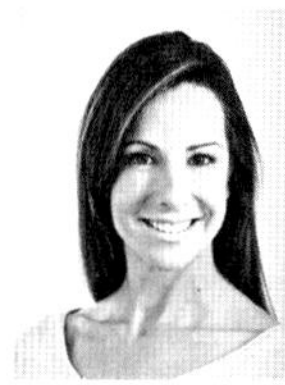

Franca Mangiameli
ist Diplom-Ökotrophologin und Buchautorin und coacht seit über 15 Jahren Menschen mit Übergewicht und ernährungsbedingten Erkrankungen. Sie ist Inhaberin des Studios für Ernährungsberatung Dr. Ambrosius in Gießen und seit 2010 gemeinsam mit Heike Lemberger Geschäftsführerin der essteam GbR in Hamburg. Franca Mangiameli hat zahlreiche Low-Carb-Bücher geschrieben, darunter viele Kochbücher der LOGI-Reihe, Die Milchdiät sowie Flexi-Carb. Darüber hinaus hält sie Vorträge für Fachkräfte, Verbraucher sowie Führungspersonal und dessen Mitarbeiter.

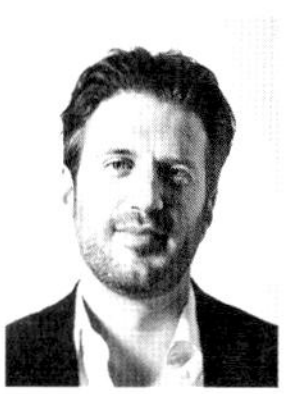

Jan Göktekin
ist Diplom-Kaufmann und Gründer der Pumperlgsund GmbH aus München. Mit Good Eggwhites und der Buchserie EIWEISS möchten er und sein Gründungspartner Fabian König die Vorteile einer natürlichen und eiweißreichen Ernährung aufzeigen. Dazu gründeten sie 2015 die Pumperlgsund GmbH, die sich auf Eiweiß-Produkte spezialisiert und als Verlag Themen zur gesunden Ernährung publiziert. 2016 erschien das erste Buch **Volle Pulle EIWEISS**, Anfang 2017 die überarbeitete 2. Auflage **Das EIWEISS Kochbuch**. Im Herbst 2017 erschien die **EIWEISS-Serie** mit den 3 Büchern:

EIWEISS – Das gesunde Ernährungskonzept
EIWEISS – Das gesunde Abnehmkonzept
EIWEISS – Das gesunde Fitnesskonzept

IMPRESSUM

Bibliografische Information der Deutschen Nationalbibliothek

Die Deutsche Nationalbibliothek verzeichnet diese Publikation in der Deutschen Nationalbibliografie.
Detaillierte bibliografische Daten sind im Internet über http://d-nb.de abrufbar.

Good Eggwhites sind erhältlich unter:
www.pumperlgsund-bio.de

Weitere Informationen findest du unter:
www.pumperlgsund-bio.de
Für Anregungen und Fragen:
gesund@pumperlgsund-bio.de

Originalausgabe
1. Auflage 2017
Autoren: Heike Lemberger,
Franca Mangiameli, Jan Göktekin
EIWEISS – Das gesunde Ernährungskonzept

Pumperlgsund GmbH
Hotterstr. 3
80331 München
Deutschland
www.pumperlgsund-bio.de
Tel. +49 89 2154 5097

Konzeption: Jan Göktekin, Pumperlgsund
Redaktion Konzept:
Thorsten Dargatz, Jan Göktekin
Redaktion und Entwicklung Rezepte:
Jan Göktekin und Lea Schultis (Pumperlgsund),
und mit freundlicher Unterstützung von
Kathrin Thys, Anna Lakota und Charlotte Witta
Gestaltungskonzept und Layout: kral&kral design
Art-Direktion: Anka Hartmann
Lektorat und Korrektorat: Julia Feldbaum,
Anna Fresz, Susanne Langer, Josef K. Pöllath
Projektleitung: Marc Strittmatter, ppp.services
Satz: Nadine Thiel, kreativsatz
Produktion: bookwise medienproduktion GmbH
Repro und Litho: Matthias Grießel,
grießel grafik und medientechnik
Druck: Polygraf Print spol. s r. o

Printed in: Slowakische Republik (EU)

ISBN: 978-3-98-189692-3